Libro di bordo dell'emicrania

Quando si riesce a identificare il punto in cui fa male, si può capire perché fa male. Questo libro può aiutarvi a tenere traccia dei vostri sintomi e a trovare un sollievo efficace o a decidere se avete bisogno di consultare un medico.

Libro di bordo dell'emicrania

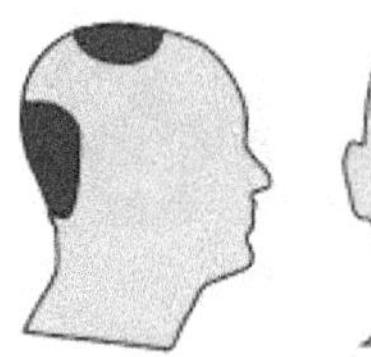
Collo

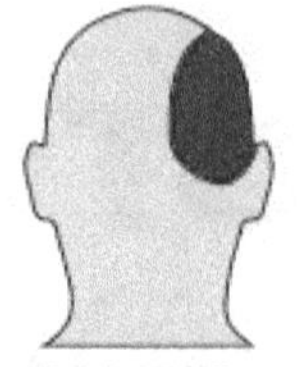
Emicrania

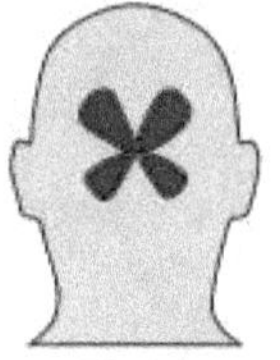
Sinus

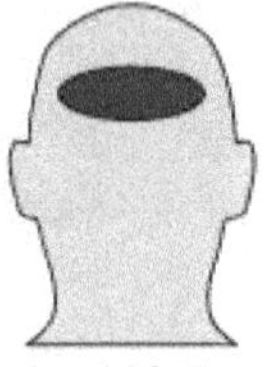
Tenasione

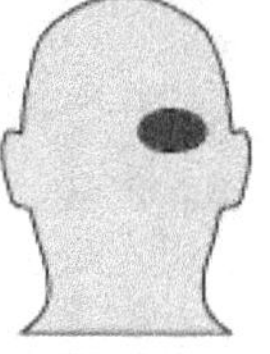
Grappolo

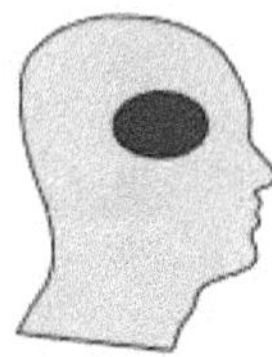
ATM

DATA:________________   TEMPO [ ]:____________ __________

☐ ☐ ☐ ☐ ☐ ☐   🌡 ______

Gravità del dolore

1	2	3	4	5	6	7	8	9	10

Grilletto

☐ Fame   ☐ L'insonnia

☐ Luci luminose   ☐ Malattia

☐ Caffè   ☐ Stanchezza

☐ Stress al lavoro   ☐ Odori/ Profumi

☐ Stress a casa   ☐ Movimento

☐ Pasti saltati   ☐ Affaticamento degli occhi

☐ Ansia   ☐ ________________

Misure di soccorso

Farmaci	
Acqua	
Dormire	
Esercizio	
Altro	
Altro	

Note: ________________________________

Libro di bordo dell'emicrania

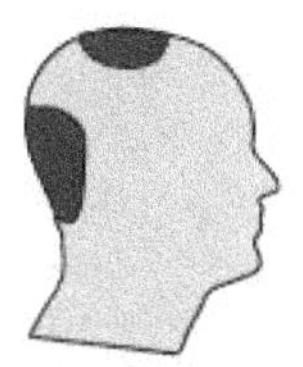 Collo
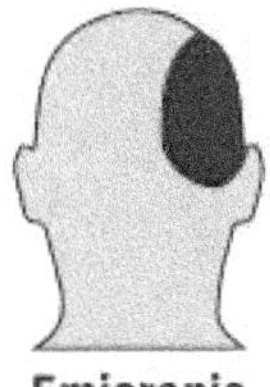 Emicrania
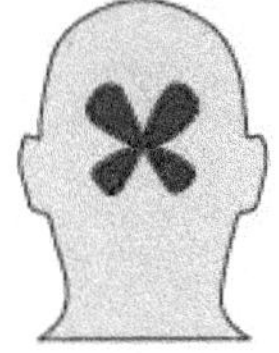 Sinus
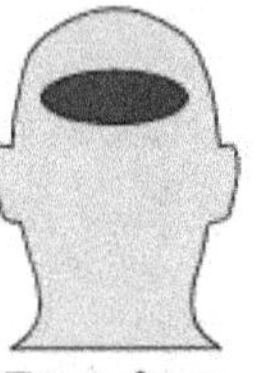 Tenasione
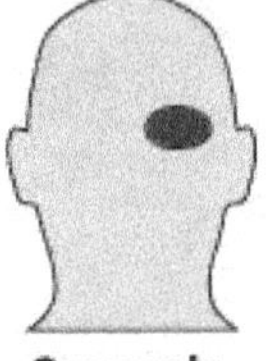 Grappolo
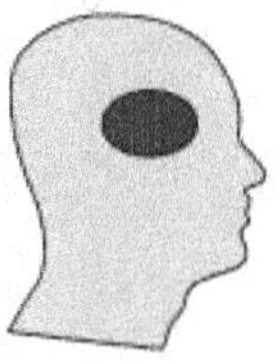 ATM

DATA: _______________ TEMPO [ ]: _______________ _______________

☐ ☐ ☐ ☐ ☐ ☐ 🌡 _______________

Gravità del dolore

1	2	3	4	5	6	7	8	9	10

Grilletto

☐ Fame   ☐ L'insonnia

☐ Luci luminose   ☐ Malattia

☐ Caffè   ☐ Stanchezza

☐ Stress al lavoro   ☐ Odori/ Profumi

☐ Stress a casa   ☐ Movimento

☐ Pasti saltati   ☐ Affaticamento degli occhi

☐ Ansia   ☐ _______________

Misure di soccorso

Farmaci	
Acqua	
Dormire	
Esercizio	
Altro	
Altro	

Note: _______________

Libro di bordo dell'emicrania

Libro di bordo dell'emicrania

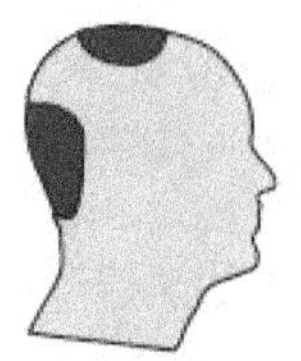	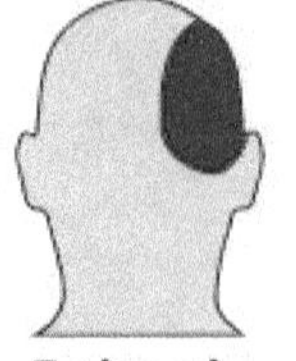	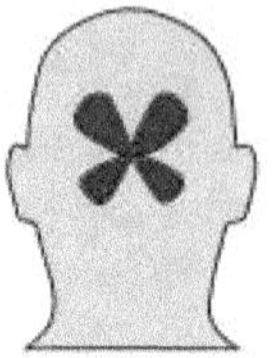	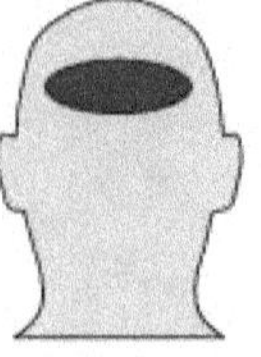	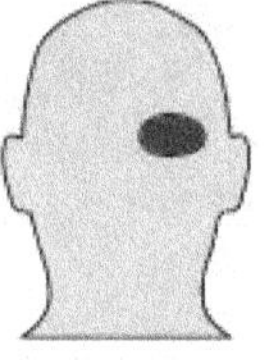	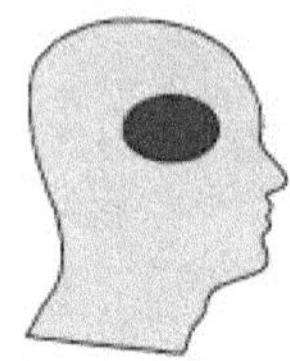
Collo	Emicrania	Sinus	Tenasione	Grappolo	ATM

DATA:________________   TEMPO [ ]:__________   __________

☀ ☐   ☁ ☐   🌤 ☐   🌦 ☐   🌧 ☐   🌨 ☐   🌡 __________

Gravità del dolore

1	2	3	4	5	6	7	8	9	10

Grilletto

☐ Fame		☐ L'insonnia
☐ Luci luminose		☐ Malattia
☐ Caffè		☐ Stanchezza
☐ Stress al lavoro		☐ Odori/ Profumi
☐ Stress a casa		☐ Movimento
☐ Pasti saltati		☐ Affaticamento degli occhi
☐ Ansia		☐ ________________

Misure di soccorso

Farmaci	
Acqua	
Dormire	
Esercizio	
Altro	
Altro	

Note: ________________________________

Libro di bordo dell'emicrania

Libro di bordo dell'emicrania

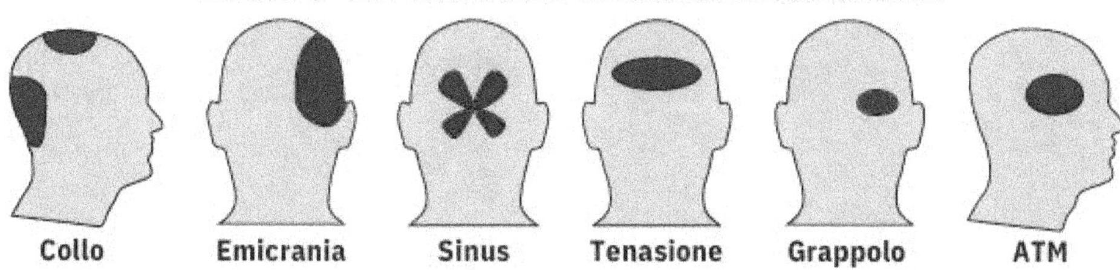

DATA:______________   TEMPO [ ]:______________ ______________

☐   ☐   ☐   ☐   ☐   ☐   ______________

Gravità del dolore

1	2	3	4	5	6	7	8	9	10

Grilletto

☐ Fame   ☐ L'insonnia

☐ Luci luminose   ☐ Malattia

☐ Caffè   ☐ Stanchezza

☐ Stress al lavoro   ☐ Odori/ Profumi

☐ Stress a casa   ☐ Movimento

☐ Pasti saltati   ☐ Affaticamento degli occhi

☐ Ansia   ☐ ______________

Misure di soccorso

Farmaci	
Acqua	
Dormire	
Esercizio	
Altro	
Altro	

Note: ______________

Libro di bordo dell'emicrania

Libro di bordo dell'emicrania

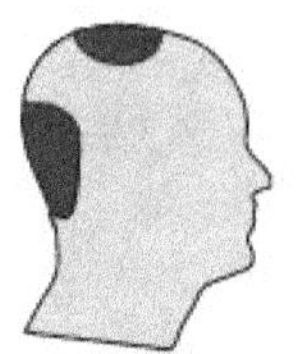

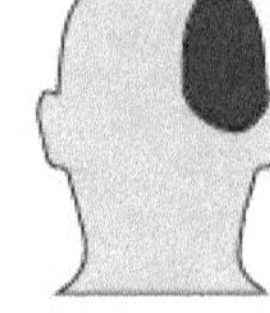

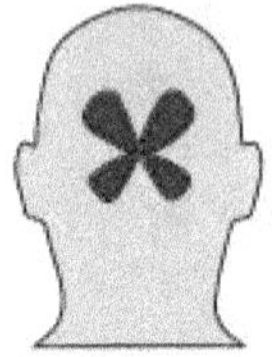

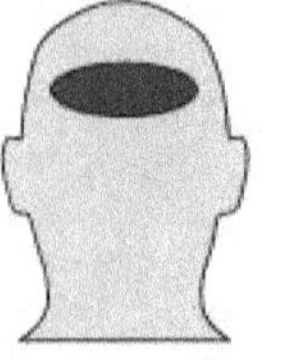

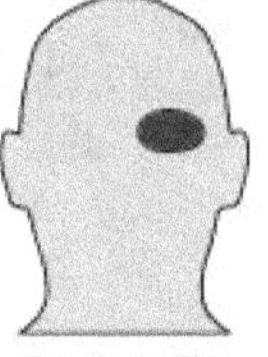

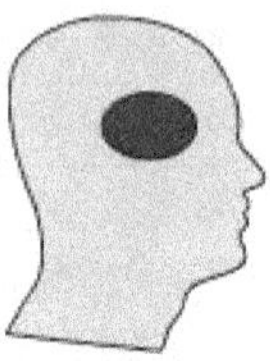

DATA:____________________   TEMPO [ ]:____________   ____________

☐   ☐   ☐   ☐   ☐   ☐   🌡 ____________

Gravità del dolore

1	2	3	4	5	6	7	8	9	10

Grilletto

☐ Fame

☐ Luci luminose

☐ Caffè

☐ Stress al lavoro

☐ Stress a casa

☐ Pasti saltati

☐ Ansia

☐ L'insonnia

☐ Malattia

☐ Stanchezza

☐ Odori/ Profumi

☐ Movimento

☐ Affaticamento degli occhi

☐ ____________________

Misure di soccorso

Farmaci	
Acqua	
Dormire	
Esercizio	
Altro	
Altro	

Note: ____________________

Libro di bordo dell'emicrania

Libro di bordo dell'emicrania

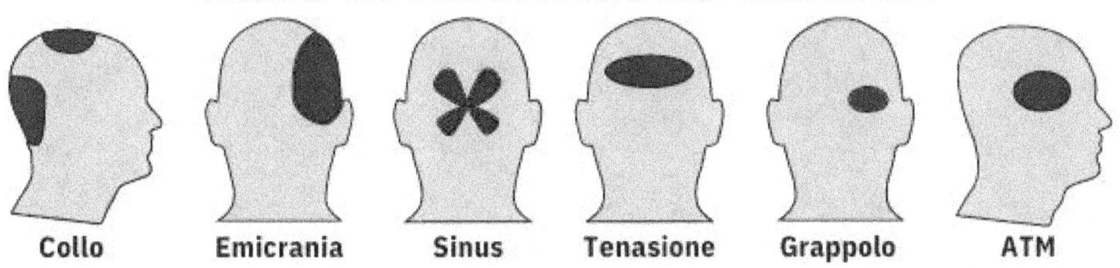

DATA:_______________   TEMPO [ ]:___________   ___________

☐ ☐ ☐ ☐ ☐ ☐   🌡_______

Gravità del dolore

1	2	3	4	5	6	7	8	9	10

Grilletto

☐ Fame	☐ L'insonnia
☐ Luci luminose	☐ Malattia
☐ Caffè	☐ Stanchezza
☐ Stress al lavoro	☐ Odori/ Profumi
☐ Stress a casa	☐ Movimento
☐ Pasti saltati	☐ Affaticamento degli occhi
☐ Ansia	☐ _______________

Misure di soccorso

Farmaci	
Acqua	
Dormire	
Esercizio	
Altro	
Altro	

Note: ____

Libro di bordo dell'emicrania

Libro di bordo dell'emicrania

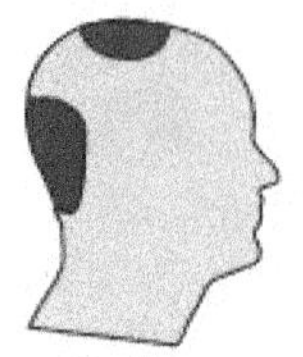
Collo

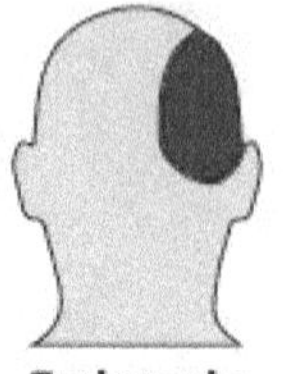
Emicrania

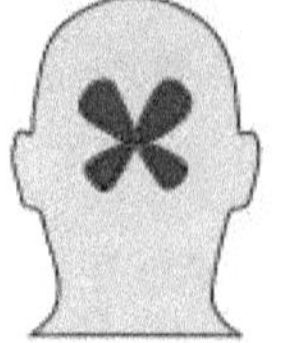
Sinus

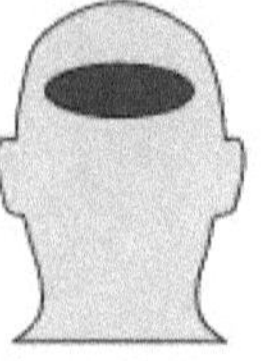
Tenasione

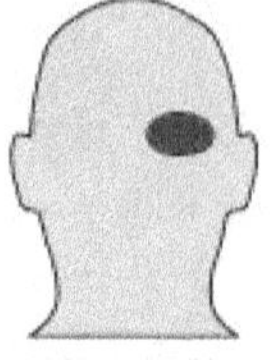
Grappolo

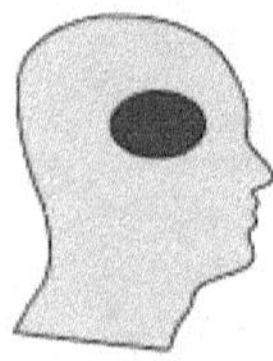
ATM

DATA:______________________   TEMPO [ ]:______________   ______________

☐ ☐ ☐ ☐ ☐ ☐   🌡 ______________

Gravità del dolore

1	2	3	4	5	6	7	8	9	10

Grilletto

☐ Fame		☐ L'insonnia	
☐ Luci luminose		☐ Malattia	
☐ Caffè		☐ Stanchezza	
☐ Stress al lavoro		☐ Odori/ Profumi	
☐ Stress a casa		☐ Movimento	
☐ Pasti saltati		☐ Affaticamento degli occhi	
☐ Ansia		☐ ______________	

Misure di soccorso

Farmaci	
Acqua	
Dormire	
Esercizio	
Altro	
Altro	

Note: ____

Libro di bordo dell'emicrania

Libro di bordo dell'emicrania

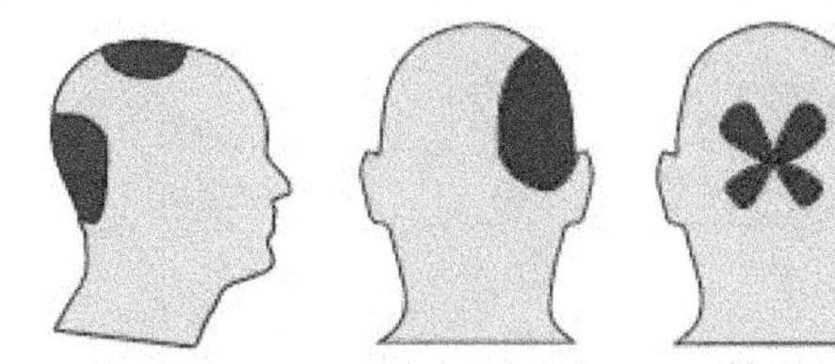
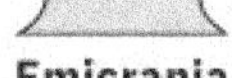
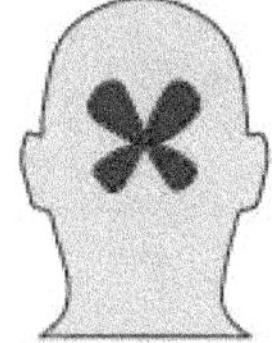
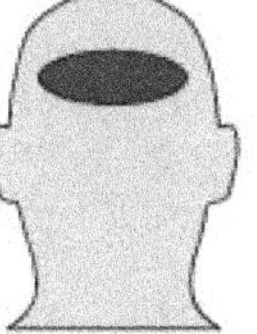
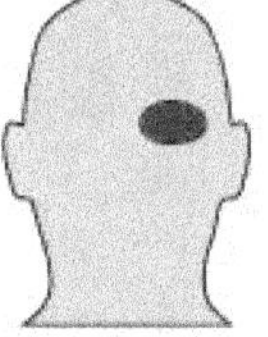
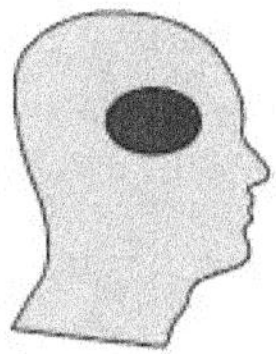

Collo	Emicrania	Sinus	Tenasione	Grappolo	ATM

DATA: _______________   TEMPO [ ]: _______________ _______________

☐ ☐ ☐ ☐ ☐ ☐   🌡 _______________

Gravità del dolore

1	2	3	4	5	6	7	8	9	10

Grilletto

☐ Fame
☐ Luci luminose
☐ Caffè
☐ Stress al lavoro
☐ Stress a casa
☐ Pasti saltati
☐ Ansia

☐ L'insonnia
☐ Malattia
☐ Stanchezza
☐ Odori/ Profumi
☐ Movimento
☐ Affaticamento degli occhi
☐ _______________

Misure di soccorso

Farmaci	
Acqua	
Dormire	
Esercizio	
Altro	
Altro	

Note: _______________

Libro di bordo dell'emicrania

Libro di bordo dell'emicrania

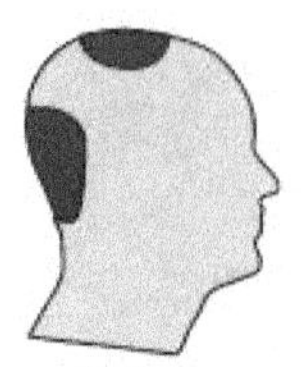 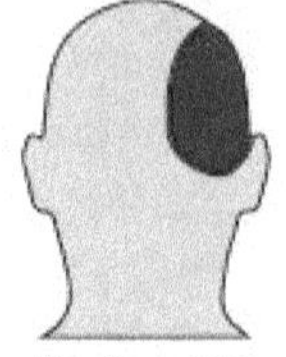 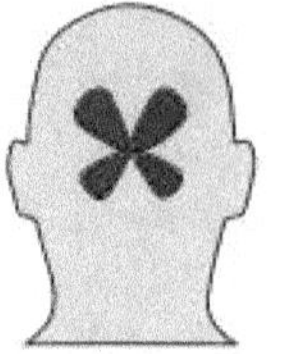 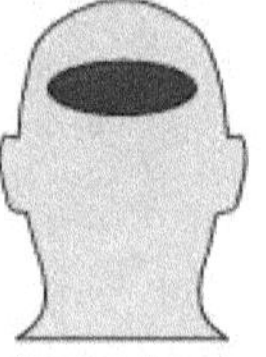 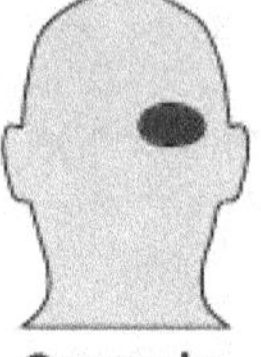 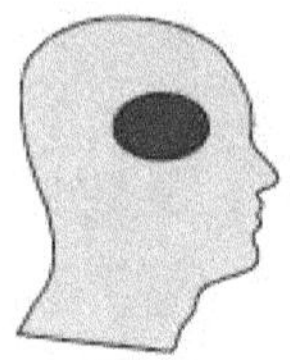

| Collo | Emicrania | Sinus | Tenasione | Grappolo | ATM |

DATA: _______________ **TEMPO [ ]:** _______________ _______________

☀ ☐   ⛅ ☐   🌤 ☐   🌦 ☐   🌧 ☐   🌨 ☐   🌡 _______________

Gravità del dolore

1	2	3	4	5	6	7	8	9	10

Grilletto

☐ Fame	☐ L'insonnia
☐ Luci luminose	☐ Malattia
☐ Caffè	☐ Stanchezza
☐ Stress al lavoro	☐ Odori/ Profumi
☐ Stress a casa	☐ Movimento
☐ Pasti saltati	☐ Affaticamento degli occhi
☐ Ansia	☐ _______________

Misure di soccorso

Farmaci	
Acqua	
Dormire	
Esercizio	
Altro	
Altro	

Note: ____

Libro di bordo dell'emicrania

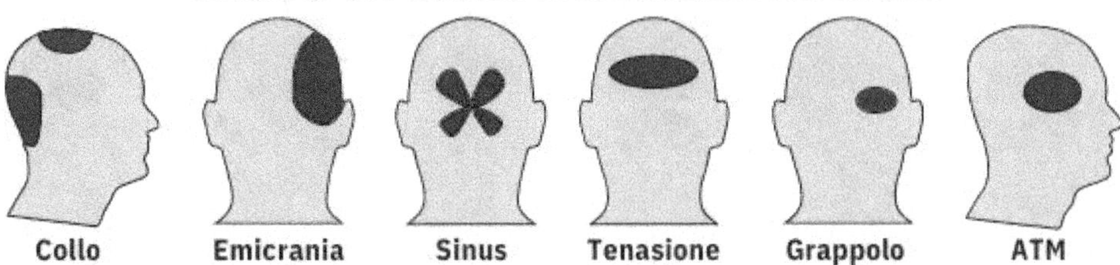

DATA:_______________ **TEMPO [ ]:**___________ ___________

Gravità del dolore

1	2	3	4	5	6	7	8	9	10

Grilletto

☐ Fame

☐ Luci luminose

☐ Caffè

☐ Stress al lavoro

☐ Stress a casa

☐ Pasti saltati

☐ Ansia

☐ L'insonnia

☐ Malattia

☐ Stanchezza

☐ Odori/ Profumi

☐ Movimento

☐ Affaticamento degli occhi

☐ _______________

Misure di soccorso

Farmaci	
Acqua	
Dormire	
Esercizio	
Altro	
Altro	

Note: _______________________________

Libro di bordo dell'emicrania

Libro di bordo dell'emicrania

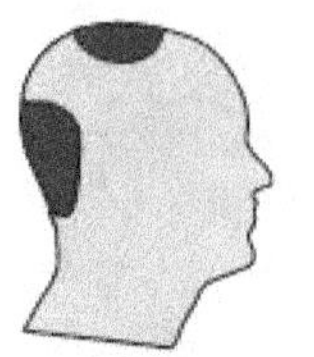 Collo

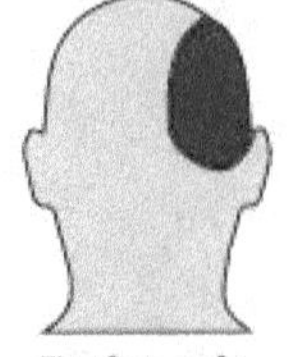 Emicrania

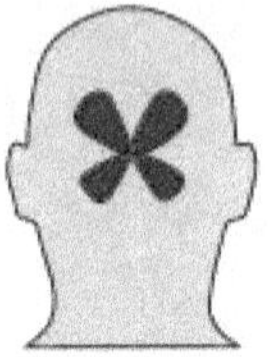 Sinus

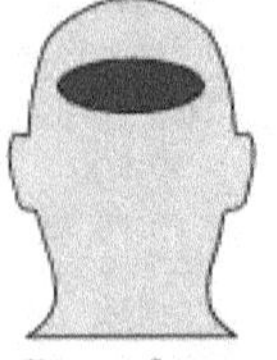 Tenasione

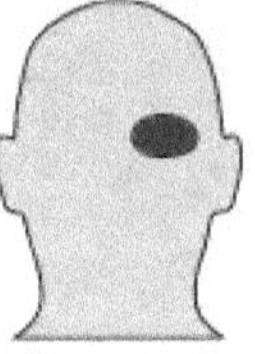 Grappolo

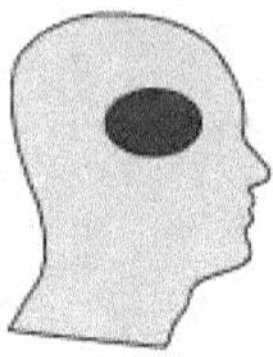 ATM

DATA:________________   TEMPO [ ]:____________   ____________

☐   ☐   ☐   ☐   ☐   ☐   🌡 ________

Gravità del dolore

1	2	3	4	5	6	7	8	9	10

Grilletto

☐ Fame   ☐ L'insonnia

☐ Luci luminose   ☐ Malattia

☐ Caffè   ☐ Stanchezza

☐ Stress al lavoro   ☐ Odori/ Profumi

☐ Stress a casa   ☐ Movimento

☐ Pasti saltati   ☐ Affaticamento degli occhi

☐ Ansia   ☐ ________________

Misure di soccorso

Farmaci	
Acqua	
Dormire	
Esercizio	
Altro	
Altro	

Note: ________________

Libro di bordo dell'emicrania

Libro di bordo dell'emicrania

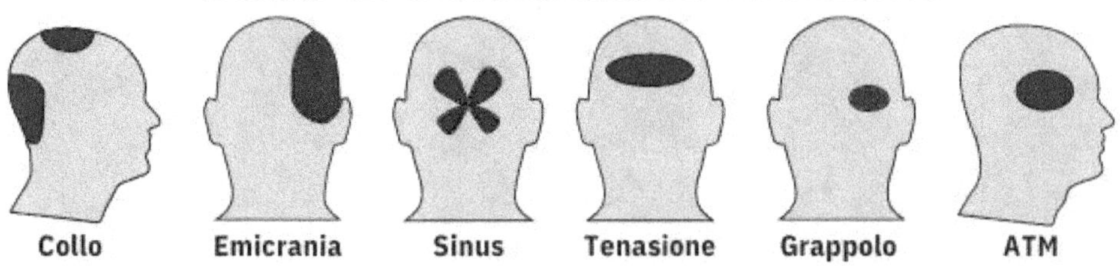

DATA:_________________ **TEMPO [ ]:**___________ ___________

☐ ☐ ☐ ☐ ☐ ☐ 🌡___________

Gravità del dolore

1	2	3	4	5	6	7	8	9	10

Grilletto

☐ Fame
☐ Luci luminose
☐ Caffè
☐ Stress al lavoro
☐ Stress a casa
☐ Pasti saltati
☐ Ansia

☐ L'insonnia
☐ Malattia
☐ Stanchezza
☐ Odori/ Profumi
☐ Movimento
☐ Affaticamento degli occhi
☐ _________________

Misure di soccorso

Farmaci	
Acqua	
Dormire	
Esercizio	
Altro	
Altro	

Note: _______________________________________

Libro di bordo dell'emicrania

Libro di bordo dell'emicrania

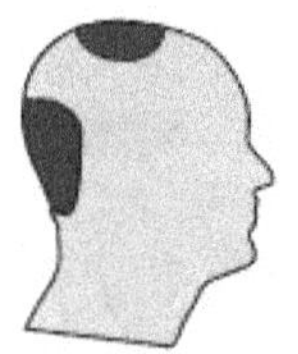
Collo

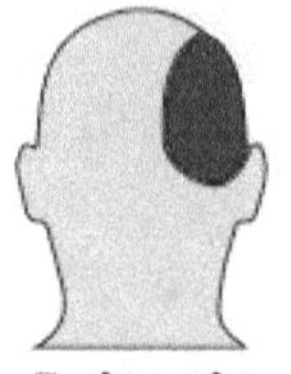
Emicrania

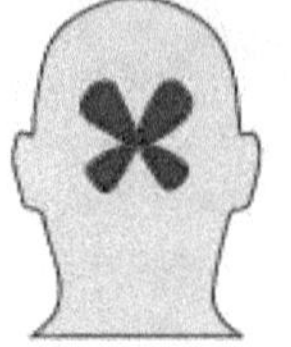
Sinus

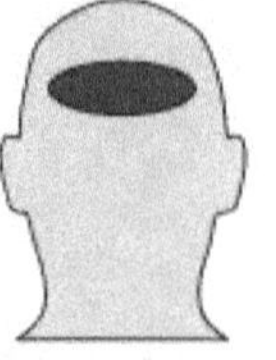
Tenasione

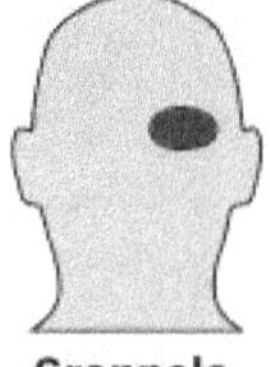
Grappolo

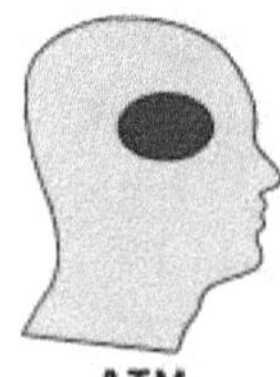
ATM

DATA:________________   TEMPO [ ]:____________   ____________

☐ ☐ ☐ ☐ ☐ ☐   🌡 ____________

Gravità del dolore

1	2	3	4	5	6	7	8	9	10

Grilletto

☐ Fame	☐ L'insonnia
☐ Luci luminose	☐ Malattia
☐ Caffè	☐ Stanchezza
☐ Stress al lavoro	☐ Odori/ Profumi
☐ Stress a casa	☐ Movimento
☐ Pasti saltati	☐ Affaticamento degli occhi
☐ Ansia	☐ ________________

Misure di soccorso

Farmaci	
Acqua	
Dormire	
Esercizio	
Altro	
Altro	

Note: ________________________________

Libro di bordo dell'emicrania

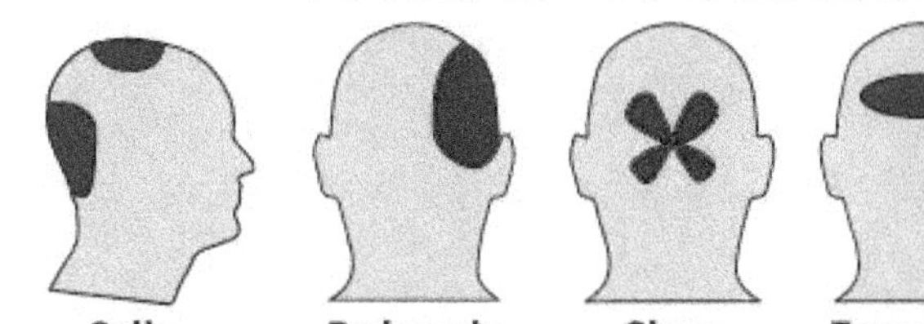 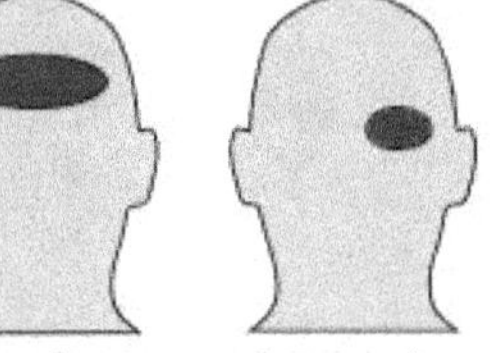 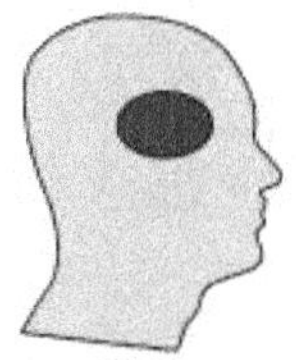

| Collo | Emicrania | Sinus | Tenasione | Grappolo | ATM |

DATA:________________   TEMPO [ ]:____________   ____________

☐   ☐   ☐   ☐   ☐   ☐   🌡____________

Gravità del dolore

1	2	3	4	5	6	7	8	9	10

Grilletto

☐ Fame

☐ Luci luminose

☐ Caffè

☐ Stress al lavoro

☐ Stress a casa

☐ Pasti saltati

☐ Ansia

☐ L'insonnia

☐ Malattia

☐ Stanchezza

☐ Odori/ Profumi

☐ Movimento

☐ Affaticamento degli occhi

☐ ____________

Misure di soccorso

Farmaci	
Acqua	
Dormire	
Esercizio	
Altro	
Altro	

Note: _______________________________________

Libro di bordo dell'emicrania

Libro di bordo dell'emicrania

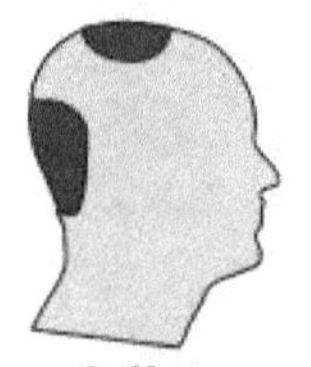	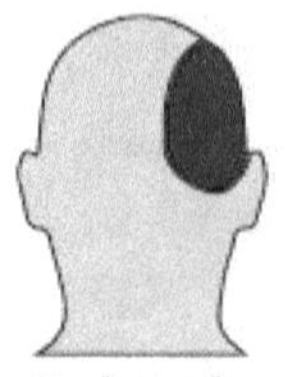	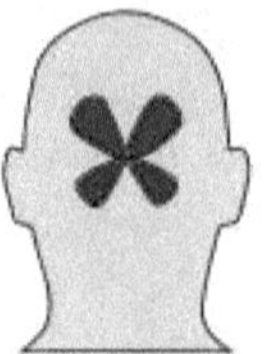	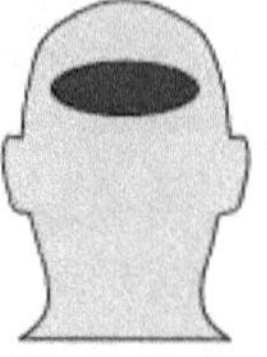	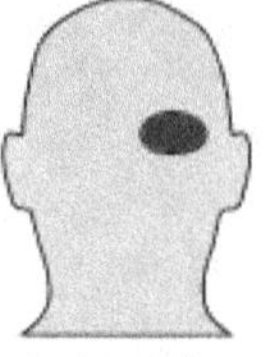	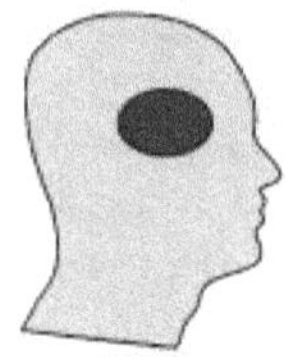
Collo	Emicrania	Sinus	Tenasione	Grappolo	ATM

DATA:______________ TEMPO [ ]:__________ __________

☐ ☐ ☐ ☐ ☐ ☐

Gravità del dolore

1	2	3	4	5	6	7	8	9	10

Grilletto

- ☐ Fame
- ☐ Luci luminose
- ☐ Caffè
- ☐ Stress al lavoro
- ☐ Stress a casa
- ☐ Pasti saltati
- ☐ Ansia
- ☐ L'insonnia
- ☐ Malattia
- ☐ Stanchezza
- ☐ Odori/ Profumi
- ☐ Movimento
- ☐ Affaticamento degli occhi
- ☐ ________________

Misure di soccorso

Farmaci	
Acqua	
Dormire	
Esercizio	
Altro	
Altro	

Note: _______________________________

Libro di bordo dell'emicrania

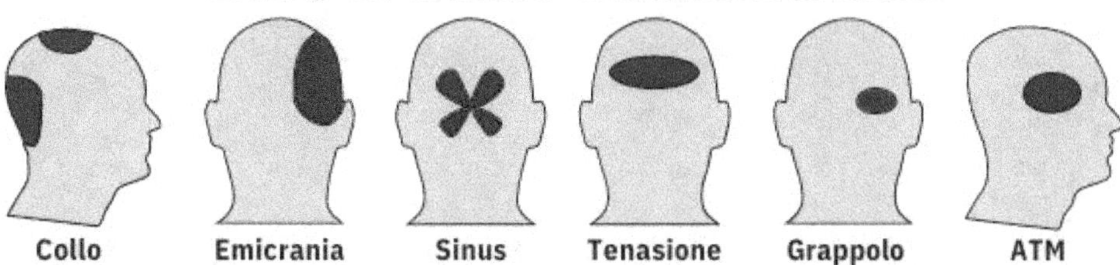

DATA:________________   TEMPO [ ]:__________ __________

□ □ □ □ □ □   🌡 ________

Gravità del dolore

1	2	3	4	5	6	7	8	9	10

Grilletto

- □ Fame
- □ Luci luminose
- □ Caffè
- □ Stress al lavoro
- □ Stress a casa
- □ Pasti saltati
- □ Ansia

- □ L'insonnia
- □ Malattia
- □ Stanchezza
- □ Odori/ Profumi
- □ Movimento
- □ Affaticamento degli occhi
- □ ________________

Misure di soccorso

Farmaci	
Acqua	
Dormire	
Esercizio	
Altro	
Altro	

Note: ________________

Libro di bordo dell'emicrania

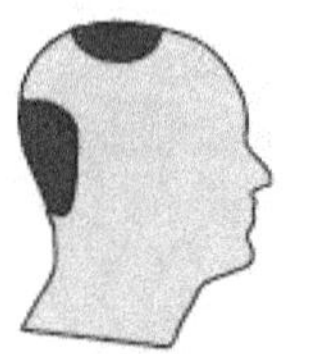 **Collo** 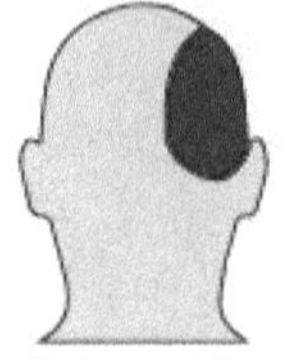 **Emicrania** 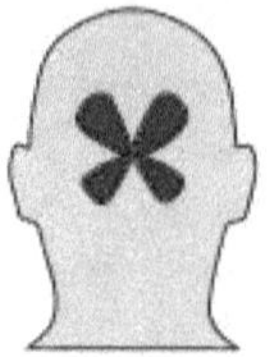 **Sinus** 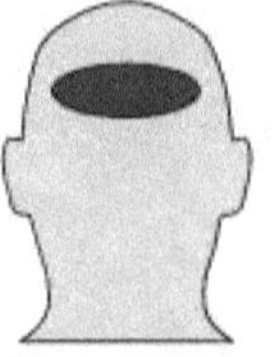 **Tenasione** 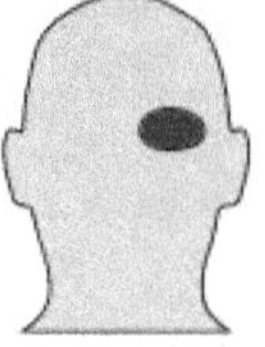 **Grappolo** 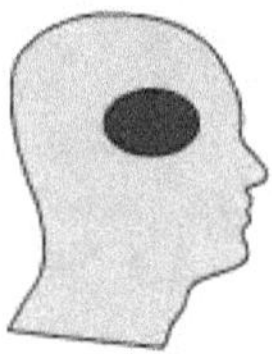 **ATM**

DATA:______________ TEMPO [ ]:__________ __________

☀ ☐ ☁ ☐ ⛅ ☐ 🌦 ☐ 🌧 ☐ 🌨 ☐ 🌡 ______

Gravità del dolore

1	2	3	4	5	6	7	8	9	10

Grilletto

☐ Fame

☐ Luci luminose

☐ Caffè

☐ Stress al lavoro

☐ Stress a casa

☐ Pasti saltati

☐ Ansia

☐ L'insonnia

☐ Malattia

☐ Stanchezza

☐ Odori/ Profumi

☐ Movimento

☐ Affaticamento degli occhi

☐ ______________

Misure di soccorso

Farmaci	
Acqua	
Dormire	
Esercizio	
Altro	
Altro	

Note: ______________________

Libro di bordo dell'emicrania

Libro di bordo dell'emicrania

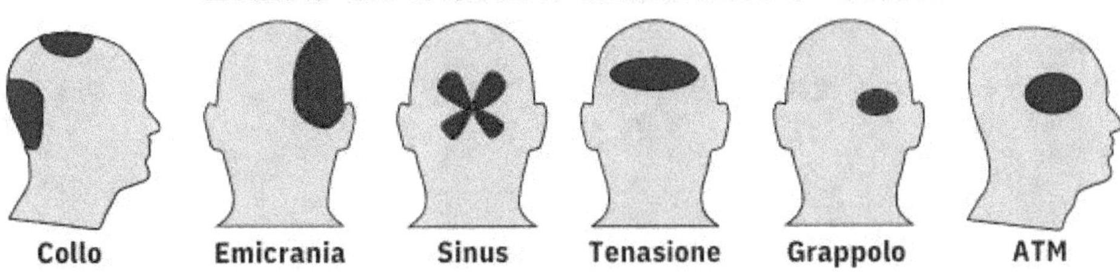

DATA:_______________   TEMPO [ ]:___________   ___________

☐   ☐   ☐   ☐   ☐   ☐ |___________

Gravità del dolore

1	2	3	4	5	6	7	8	9	10

Grilletto

☐ Fame		☐ L'insonnia
☐ Luci luminose		☐ Malattia
☐ Caffè		☐ Stanchezza
☐ Stress al lavoro		☐ Odori/ Profumi
☐ Stress a casa		☐ Movimento
☐ Pasti saltati		☐ Affaticamento degli occhi
☐ Ansia		☐ _______________

Misure di soccorso

Farmaci	
Acqua	
Dormire	
Esercizio	
Altro	
Altro	

Note: _______________

Libro di bordo dell'emicrania

Libro di bordo dell'emicrania

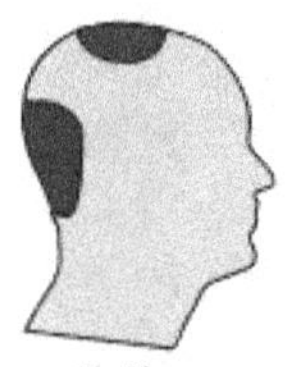

Collo

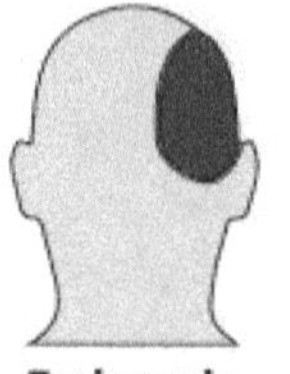

Emicrania

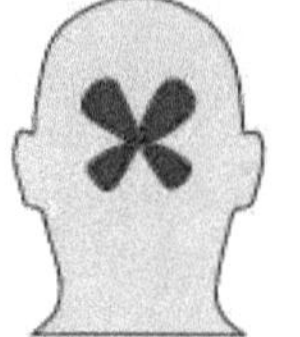

Sinus

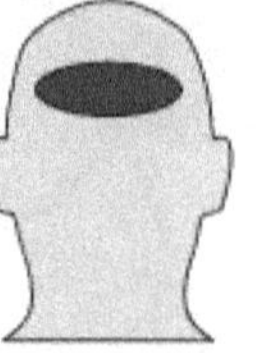

Tenasione

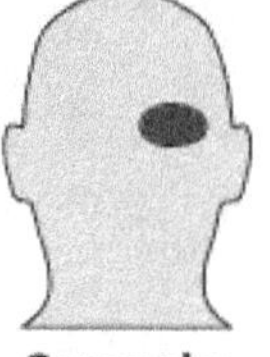

Grappolo

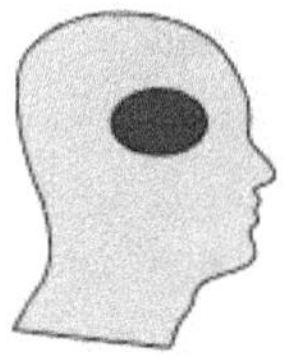

ATM

DATA:________________   TEMPO [ ]:____________ ____________

☀ ☐   ⛅ ☐   🌤 ☐   🌦 ☐   🌧 ☐   🌨 ☐   🌡 ____________

Gravità del dolore

1	2	3	4	5	6	7	8	9	10

Grilletto

☐ Fame	☐ L'insonnia
☐ Luci luminose	☐ Malattia
☐ Caffè	☐ Stanchezza
☐ Stress al lavoro	☐ Odori/ Profumi
☐ Stress a casa	☐ Movimento
☐ Pasti saltati	☐ Affaticamento degli occhi
☐ Ansia	☐ ________________

Misure di soccorso

Farmaci	
Acqua	
Dormire	
Esercizio	
Altro	
Altro	

Note: ____________________________________

Libro di bordo dell'emicrania

Libro di bordo dell'emicrania

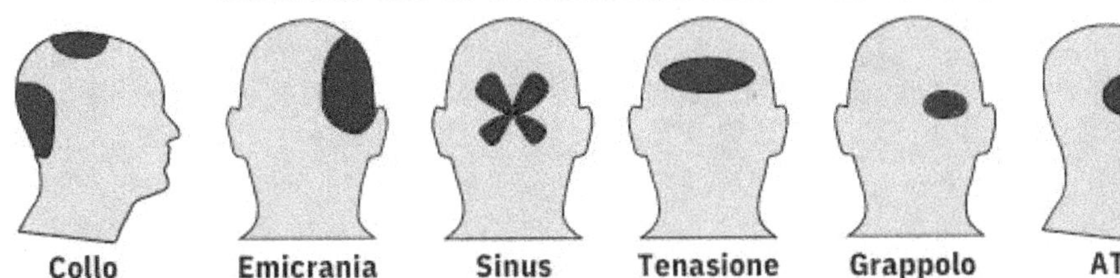

DATA:____________________   TEMPO [ ]:____________________   ____________

☐   ☐   ☐   ☐   ☐   ☐   ____________

Gravità del dolore

1	2	3	4	5	6	7	8	9	10

Grilletto

☐ Fame   ☐ L'insonnia

☐ Luci luminose   ☐ Malattia

☐ Caffè   ☐ Stanchezza

☐ Stress al lavoro   ☐ Odori/ Profumi

☐ Stress a casa   ☐ Movimento

☐ Pasti saltati   ☐ Affaticamento degli occhi

☐ Ansia   ☐ ____________

Misure di soccorso

Farmaci	
Acqua	
Dormire	
Esercizio	
Altro	
Altro	

Note: ____________________________

Libro di bordo dell'emicrania

Libro di bordo dell'emicrania

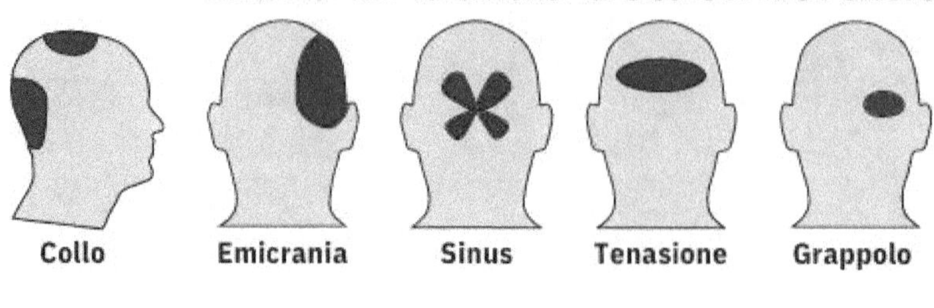

DATA:____________________   TEMPO [ ]:____________   ____________

☐   ☐   ☐   ☐   ☐   ☐

Gravità del dolore

1	2	3	4	5	6	7	8	9	10

Grilletto

☐ Fame	☐ L'insonnia
☐ Luci luminose	☐ Malattia
☐ Caffè	☐ Stanchezza
☐ Stress al lavoro	☐ Odori/ Profumi
☐ Stress a casa	☐ Movimento
☐ Pasti saltati	☐ Affaticamento degli occhi
☐ Ansia	☐ ____________

Misure di soccorso

Farmaci	
Acqua	
Dormire	
Esercizio	
Altro	
Altro	

Note: _______________________________

Libro di bordo dell'emicrania

Libro di bordo dell'emicrania

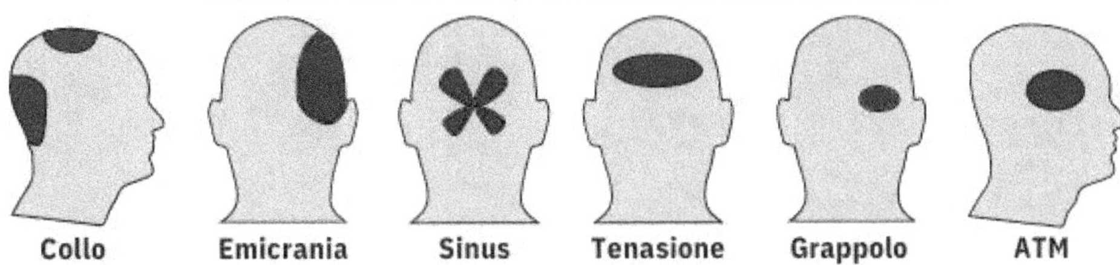

DATA:______________   TEMPO [ ]:____________ ____________

☐   ☐   ☐   ☐   ☐   ☐

Gravità del dolore

1	2	3	4	5	6	7	8	9	10

Grilletto

☐ Fame	☐ L'insonnia
☐ Luci luminose	☐ Malattia
☐ Caffè	☐ Stanchezza
☐ Stress al lavoro	☐ Odori/ Profumi
☐ Stress a casa	☐ Movimento
☐ Pasti saltati	☐ Affaticamento degli occhi
☐ Ansia	☐ ______________

Misure di soccorso

Farmaci	
Acqua	
Dormire	
Esercizio	
Altro	
Altro	

Note: ________________________________

Libro di bordo dell'emicrania

Libro di bordo dell'emicrania

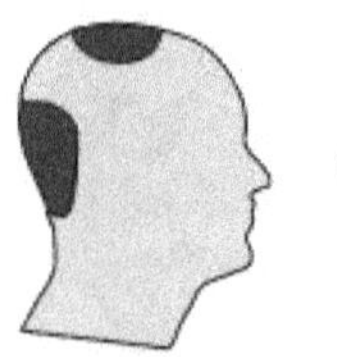
Collo

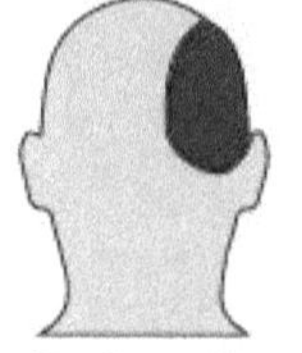
Emicrania

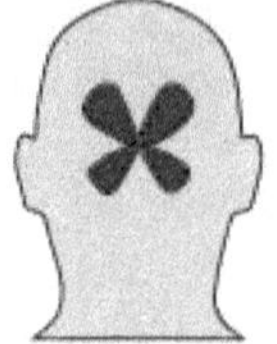
Sinus

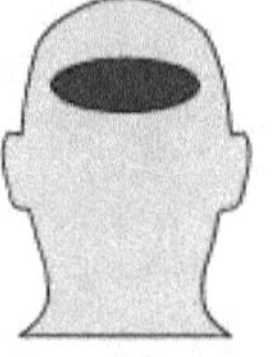
Tenasione

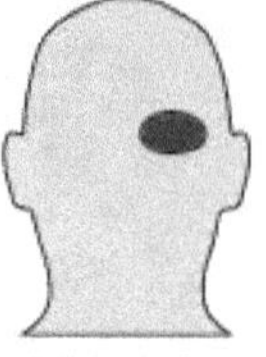
Grappolo

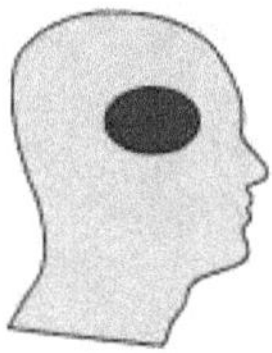
ATM

DATA:______________   TEMPO [ ]:__________   __________

☐   ☐   ☐   ☐   ☐   ☐   🌡 ______

Gravità del dolore

1	2	3	4	5	6	7	8	9	10

Grilletto

☐ Fame   ☐ L'insonnia

☐ Luci luminose   ☐ Malattia

☐ Caffè   ☐ Stanchezza

☐ Stress al lavoro   ☐ Odori/ Profumi

☐ Stress a casa   ☐ Movimento

☐ Pasti saltati   ☐ Affaticamento degli occhi

☐ Ansia   ☐ ________________

Misure di soccorso

Farmaci	
Acqua	
Dormire	
Esercizio	
Altro	
Altro	

Note: ______________________________

Libro di bordo dell'emicrania

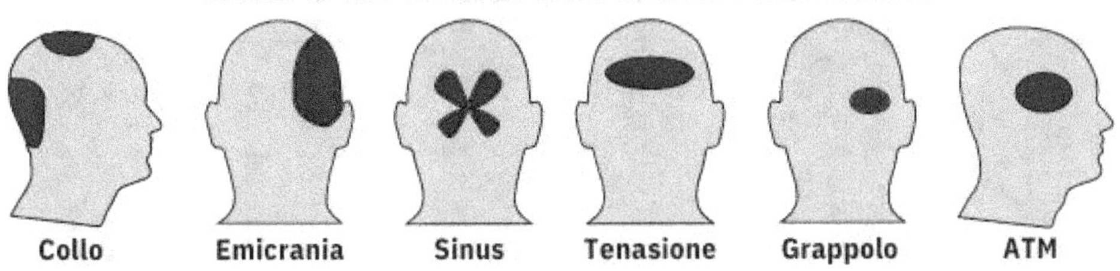

DATA:_______________ **TEMPO [ ]:**___________   ___________

Gravità del dolore

1	2	3	4	5	6	7	8	9	10

Grilletto

- ☐ Fame
- ☐ Luci luminose
- ☐ Caffè
- ☐ Stress al lavoro
- ☐ Stress a casa
- ☐ Pasti saltati
- ☐ Ansia

- ☐ L'insonnia
- ☐ Malattia
- ☐ Stanchezza
- ☐ Odori/ Profumi
- ☐ Movimento
- ☐ Affaticamento degli occhi
- ☐ _______________

Misure di soccorso

Farmaci	
Acqua	
Dormire	
Esercizio	
Altro	
Altro	

Note: _______________________________________

Libro di bordo dell'emicrania

Libro di bordo dell'emicrania

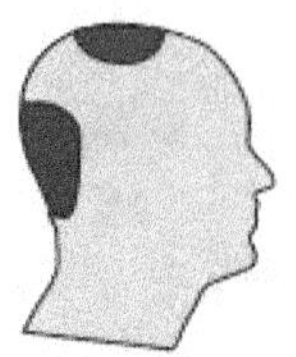
Collo

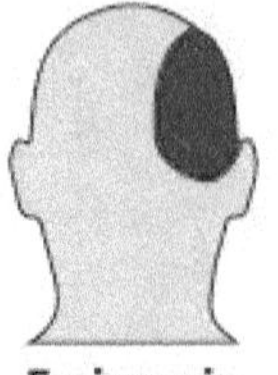
Emicrania

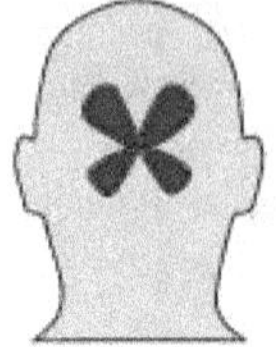
Sinus

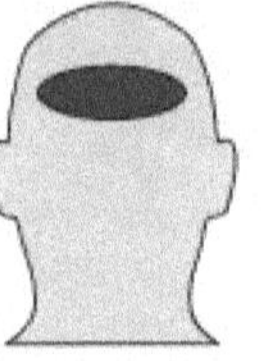
Tenasione

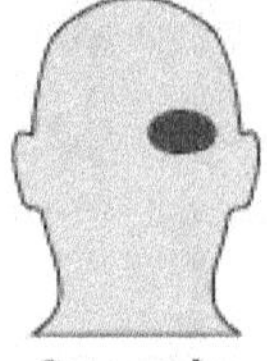
Grappolo

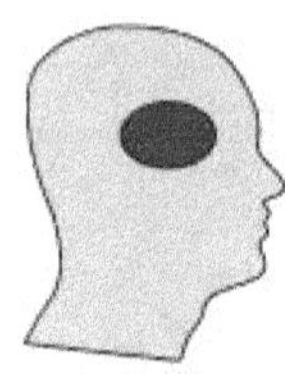
ATM

DATA:______________________   TEMPO [ ]:______________   __________

☐   ☐   ☐   ☐   ☐   ☐   __________

Gravità del dolore

1	2	3	4	5	6	7	8	9	10

Grilletto

☐ Fame	☐ L'insonnia
☐ Luci luminose	☐ Malattia
☐ Caffè	☐ Stanchezza
☐ Stress al lavoro	☐ Odori/ Profumi
☐ Stress a casa	☐ Movimento
☐ Pasti saltati	☐ Affaticamento degli occhi
☐ Ansia	☐ ______________

Misure di soccorso

Farmaci	
Acqua	
Dormire	
Esercizio	
Altro	
Altro	

Note: ________________________________

Libro di bordo dell'emicrania

Libro di bordo dell'emicrania

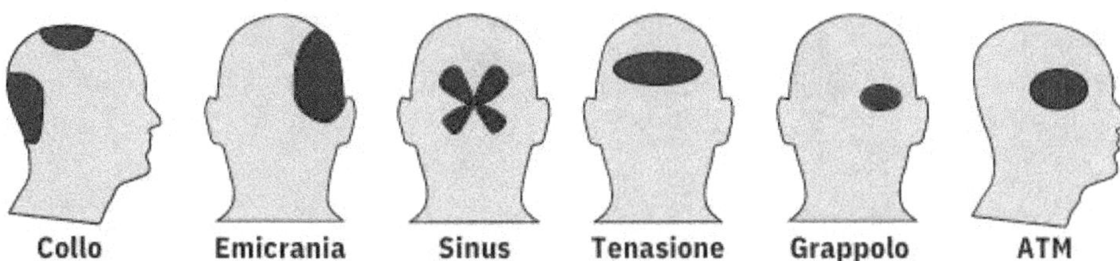

DATA:_____________   TEMPO [ ]:__________ __________

☐   ☐   ☐   ☐   ☐   ☐   _________

Gravità del dolore

1	2	3	4	5	6	7	8	9	10

Grilletto

☐ Fame	☐ L'insonnia
☐ Luci luminose	☐ Malattia
☐ Caffè	☐ Stanchezza
☐ Stress al lavoro	☐ Odori/ Profumi
☐ Stress a casa	☐ Movimento
☐ Pasti saltati	☐ Affaticamento degli occhi
☐ Ansia	☐ ________________

Misure di soccorso

Farmaci	
Acqua	
Dormire	
Esercizio	
Altro	
Altro	

Note: ____

Libro di bordo dell'emicrania

Libro di bordo dell'emicrania

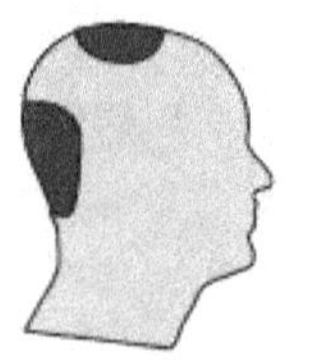 Collo

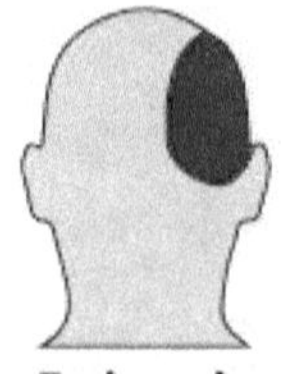 Emicrania

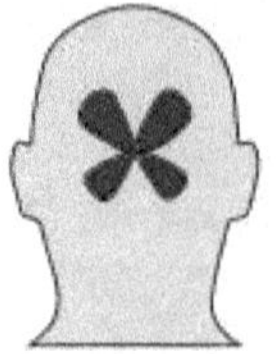 Sinus

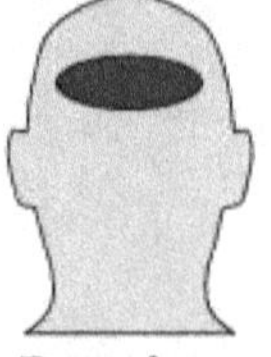 Tenasione

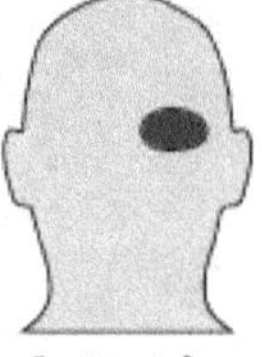 Grappolo

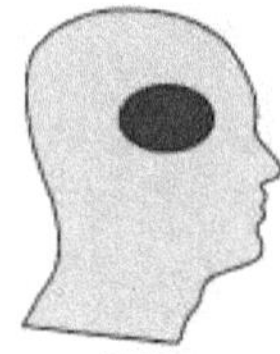 ATM

DATA:________________   TEMPO [ ]:__________ __________

☐ ☐ ☐ ☐ ☐ ☐ 🌡 __________

Gravità del dolore

1	2	3	4	5	6	7	8	9	10

Grilletto

☐ Fame
☐ Luci luminose
☐ Caffè
☐ Stress al lavoro
☐ Stress a casa
☐ Pasti saltati
☐ Ansia

☐ L'insonnia
☐ Malattia
☐ Stanchezza
☐ Odori/ Profumi
☐ Movimento
☐ Affaticamento degli occhi
☐ ________________

Misure di soccorso

Farmaci	
Acqua	
Dormire	
Esercizio	
Altro	
Altro	

Note: ________________________________

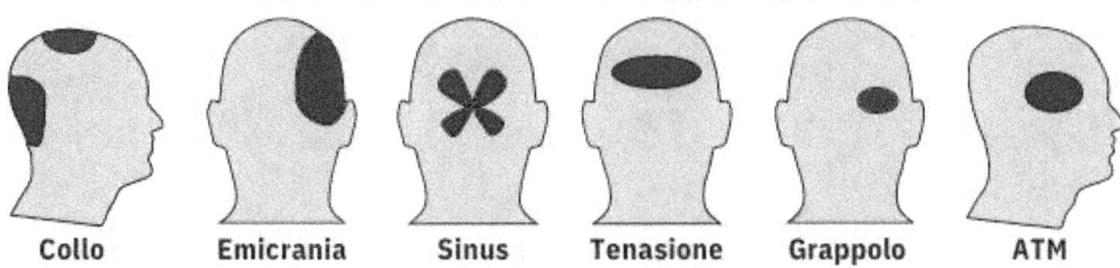

Libro di bordo dell'emicrania

DATA:____________________   TEMPO [ ]:____________   ____________

☐ ☐ ☐ ☐ ☐ ☐   🌡____________

Gravità del dolore

1	2	3	4	5	6	7	8	9	10

Grilletto

☐ Fame   ☐ L'insonnia

☐ Luci luminose   ☐ Malattia

☐ Caffè   ☐ Stanchezza

☐ Stress al lavoro   ☐ Odori/ Profumi

☐ Stress a casa   ☐ Movimento

☐ Pasti saltati   ☐ Affaticamento degli occhi

☐ Ansia   ☐ ____________________

Misure di soccorso

Farmaci	
Acqua	
Dormire	
Esercizio	
Altro	
Altro	

Note: _______________________________________

Libro di bordo dell'emicrania

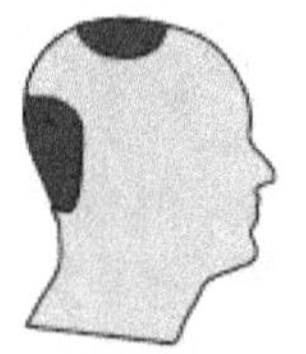

Collo

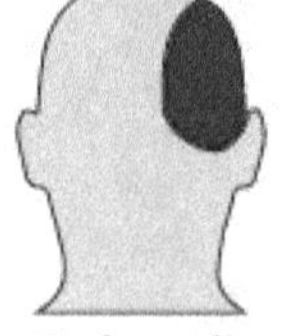

Emicrania

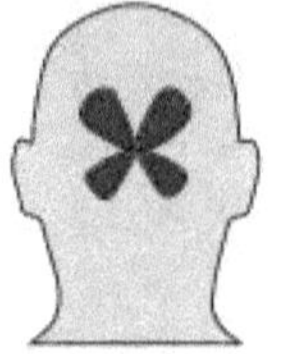

Sinus

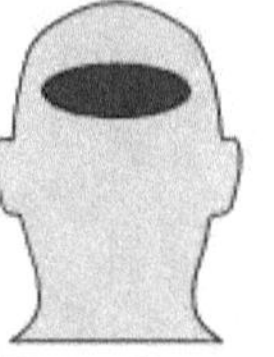

Tenasione

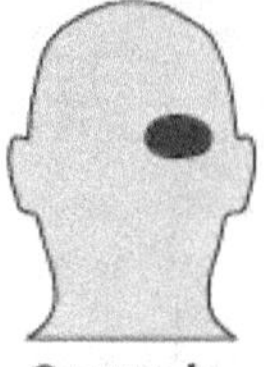

Grappolo

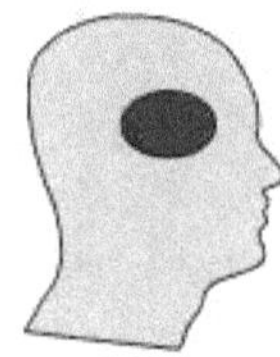

ATM

DATA:_______________ **TEMPO [ ]:**___________ ___________

☐ ☐ ☐ ☐ ☐ ☐ ___________

Gravità del dolore

1	2	3	4	5	6	7	8	9	10

Grilletto

☐ Fame	☐ L'insonnia
☐ Luci luminose	☐ Malattia
☐ Caffè	☐ Stanchezza
☐ Stress al lavoro	☐ Odori/ Profumi
☐ Stress a casa	☐ Movimento
☐ Pasti saltati	☐ Affaticamento degli occhi
☐ Ansia	☐ _______________

Misure di soccorso

Farmaci	
Acqua	
Dormire	
Esercizio	
Altro	
Altro	

Note: _______________________________________

Libro di bordo dell'emicrania

Libro di bordo dell'emicrania

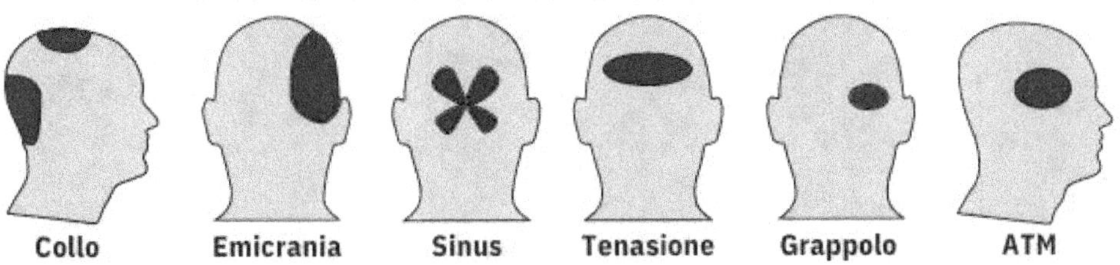

DATA:_______________   TEMPO [ ]:___________   ___________

☐ ☐ ☐ ☐ ☐ ☐   _________

Gravità del dolore

1	2	3	4	5	6	7	8	9	10

Grilletto

☐ Fame

☐ Luci luminose

☐ Caffè

☐ Stress al lavoro

☐ Stress a casa

☐ Pasti saltati

☐ Ansia

☐ L'insonnia

☐ Malattia

☐ Stanchezza

☐ Odori/ Profumi

☐ Movimento

☐ Affaticamento degli occhi

☐ _________________

Misure di soccorso

Farmaci	
Acqua	
Dormire	
Esercizio	
Altro	
Altro	

Note: _______________

Libro di bordo dell'emicrania

Libro di bordo dell'emicrania

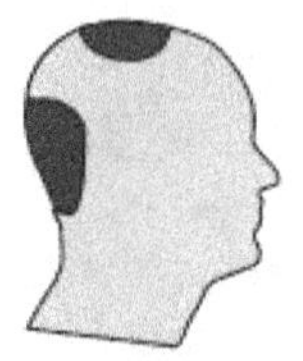
Collo

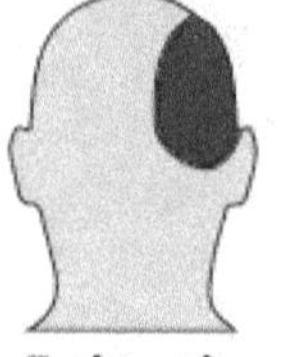
Emicrania

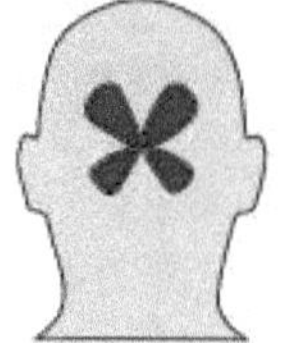
Sinus

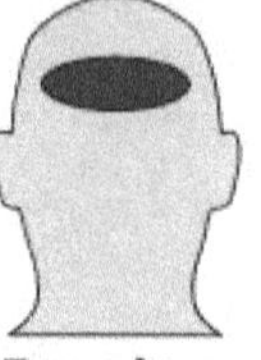
Tenasione

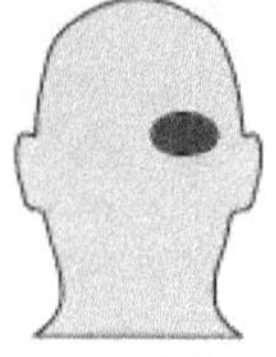
Grappolo

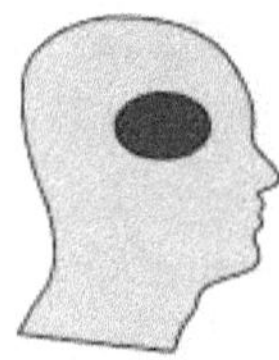
ATM

DATA:________________ **TEMPO [ ]:**____________ ____________

☀ ☐   ⛅ ☐   🌦 ☐   🌧 ☐   🌧 ☐   🌨 ☐   🌡 __________

Gravità del dolore

1	2	3	4	5	6	7	8	9	10

Grilletto

☐ Fame   ☐ L'insonnia

☐ Luci luminose   ☐ Malattia

☐ Caffè   ☐ Stanchezza

☐ Stress al lavoro   ☐ Odori/ Profumi

☐ Stress a casa   ☐ Movimento

☐ Pasti saltati   ☐ Affaticamento degli occhi

☐ Ansia   ☐ ____________________

Misure di soccorso

Farmaci	
Acqua	
Dormire	
Esercizio	
Altro	
Altro	

Note: ____

Libro di bordo dell'emicrania

Libro di bordo dell'emicrania

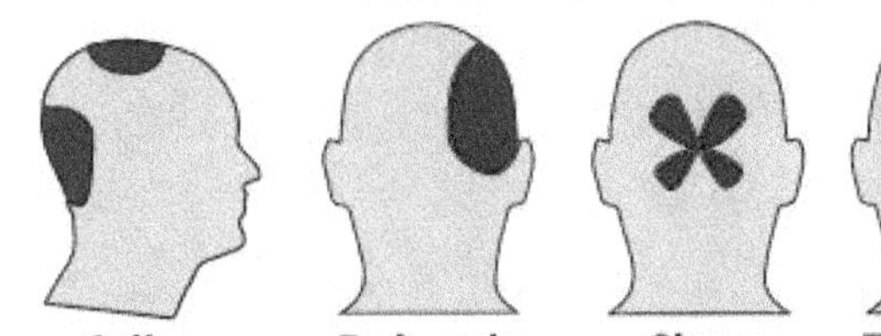

| Collo | Emicrania | Sinus | Tenasione | Grappolo | ATM |

DATA:_________________ TEMPO [ ]:_____________ ___________

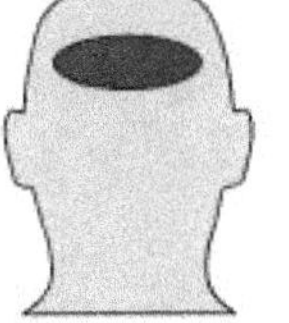 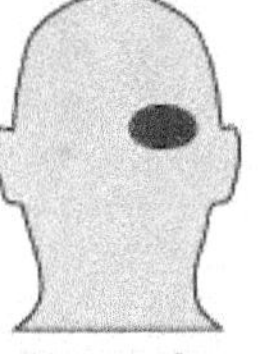 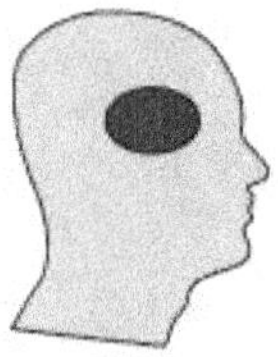

☐   ☐   ☐   ☐   ☐   ☐

Gravità del dolore

| 1 | 2 | 3 | 4 | 5 | 6 | 7 | 8 | 9 | 10 |

Grilletto

☐ Fame		☐ L'insonnia	
☐ Luci luminose		☐ Malattia	
☐ Caffè		☐ Stanchezza	
☐ Stress al lavoro		☐ Odori/ Profumi	
☐ Stress a casa		☐ Movimento	
☐ Pasti saltati		☐ Affaticamento degli occhi	
☐ Ansia		☐ _____________	

Misure di soccorso

Farmaci	
Acqua	
Dormire	
Esercizio	
Altro	
Altro	

Note: ____

Libro di bordo dell'emicrania

Libro di bordo dell'emicrania

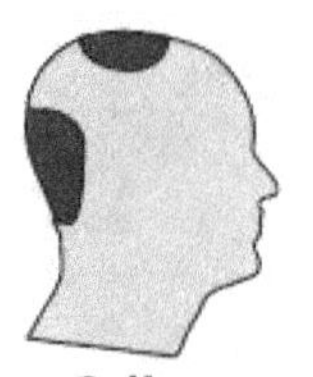
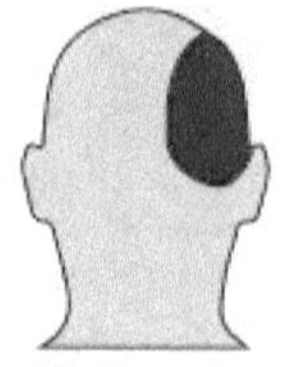
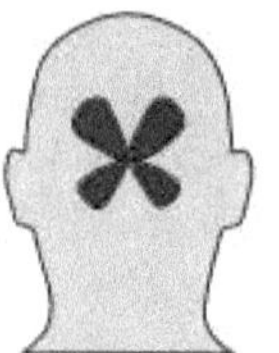
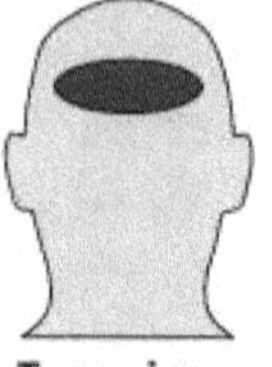
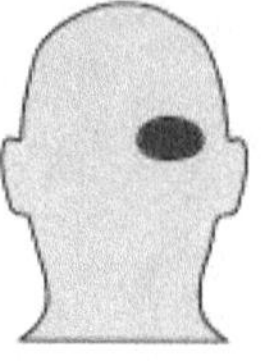
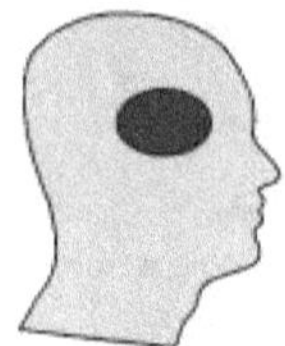

| Collo | Emicrania | Sinus | Tenasione | Grappolo | ATM |

DATA: _______________   **TEMPO [ ]:** _______________

☀ ☐   ☁ ☐   ⛅ ☐   🌦 ☐   🌧 ☐   🌨 ☐   🌡 _______________

Gravità del dolore

| 1 | 2 | 3 | 4 | 5 | 6 | 7 | 8 | 9 | 10 |

Grilletto

☐ Fame   ☐ L'insonnia

☐ Luci luminose   ☐ Malattia

☐ Caffè   ☐ Stanchezza

☐ Stress al lavoro ☐ Odori/ Profumi

☐ Stress a casa   ☐ Movimento

☐ Pasti saltati   ☐ Affaticamento degli occhi

☐ Ansia   ☐ _______________

Misure di soccorso

Farmaci	
Acqua	
Dormire	
Esercizio	
Altro	
Altro	

Note: _______________

Libro di bordo dell'emicrania

Libro di bordo dell'emicrania

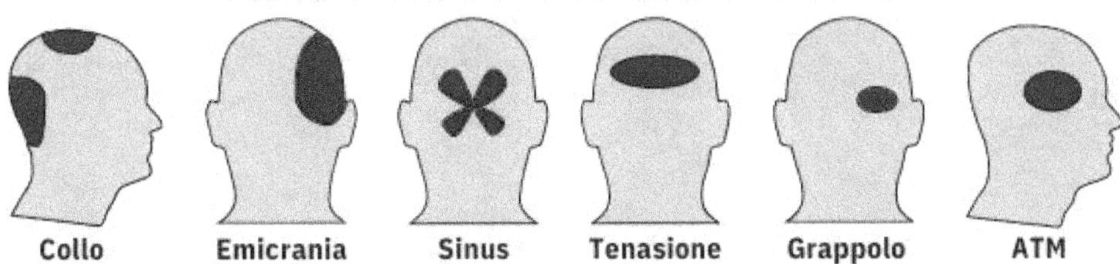

DATA:____________________   TEMPO [ ]:____________________ ____________________

☐   ☐   ☐   ☐   ☐   ☐   ____________

Gravità del dolore

1	2	3	4	5	6	7	8	9	10

Grilletto

☐ Fame   ☐ L'insonnia

☐ Luci luminose   ☐ Malattia

☐ Caffè   ☐ Stanchezza

☐ Stress al lavoro   ☐ Odori/ Profumi

☐ Stress a casa   ☐ Movimento

☐ Pasti saltati   ☐ Affaticamento degli occhi

☐ Ansia   ☐ ____________________

Misure di soccorso

Farmaci	
Acqua	
Dormire	
Esercizio	
Altro	
Altro	

Note: ____________________

Libro di bordo dell'emicrania

Libro di bordo dell'emicrania

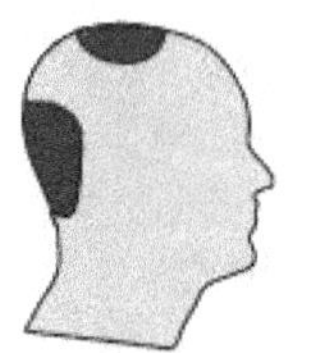	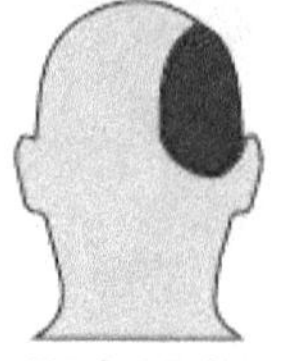	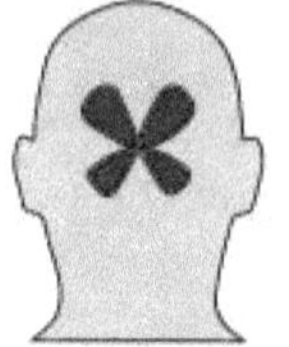	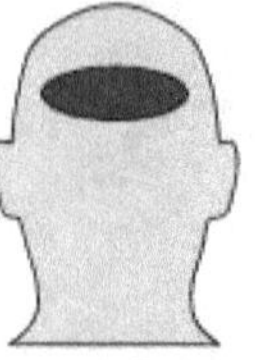	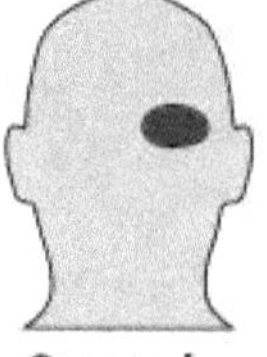	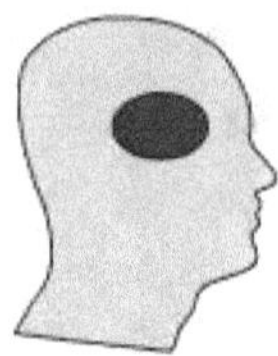
Collo	Emicrania	Sinus	Tenasione	Grappolo	ATM

DATA:______________   **TEMPO [ ]:**____________ __________

☀ ☐   ⛅ ☐   🌤 ☐   🌦 ☐   🌧 ☐   🌨 ☐   🌡 __________

Gravità del dolore

1	2	3	4	5	6	7	8	9	10

Grilletto

☐ Fame
☐ Luci luminose
☐ Caffè
☐ Stress al lavoro
☐ Stress a casa
☐ Pasti saltati
☐ Ansia

☐ L'insonnia
☐ Malattia
☐ Stanchezza
☐ Odori/ Profumi
☐ Movimento
☐ Affaticamento degli occhi
☐ ________________

Misure di soccorso

Farmaci	
Acqua	
Dormire	
Esercizio	
Altro	
Altro	

Note: ______________________________________

Libro di bordo dell'emicrania

Libro di bordo dell'emicrania

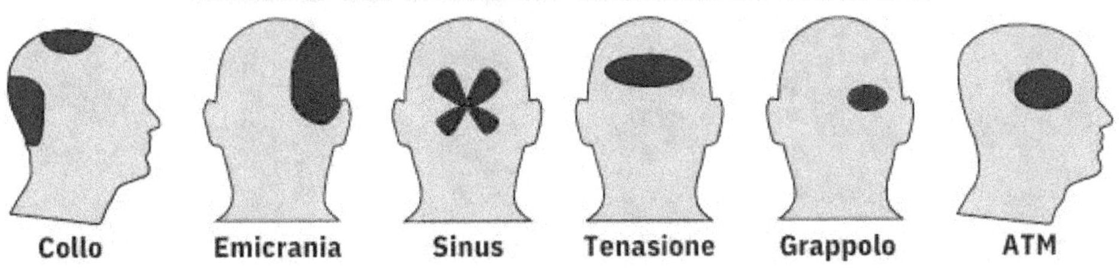

DATA:____________________   TEMPO [ ]:____________   ____________

☐ ☐ ☐ ☐ ☐ ☐   🌡 ____________

Gravità del dolore

1	2	3	4	5	6	7	8	9	10

Grilletto

☐ Fame		☐ L'insonnia
☐ Luci luminose		☐ Malattia
☐ Caffè		☐ Stanchezza
☐ Stress al lavoro		☐ Odori/ Profumi
☐ Stress a casa		☐ Movimento
☐ Pasti saltati		☐ Affaticamento degli occhi
☐ Ansia		☐ ____________

Misure di soccorso

Farmaci	
Acqua	
Dormire	
Esercizio	
Altro	
Altro	

Note: ____________________

Libro di bordo dell'emicrania

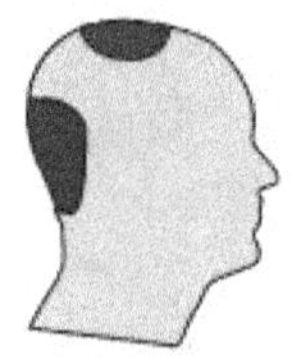 **Collo**
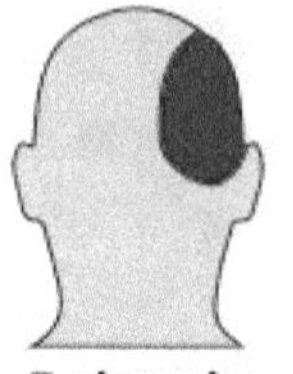 **Emicrania**
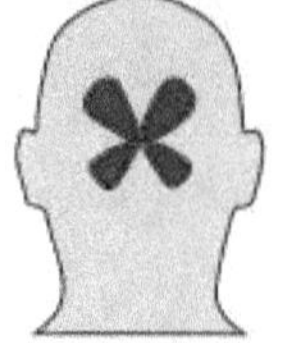 **Sinus**
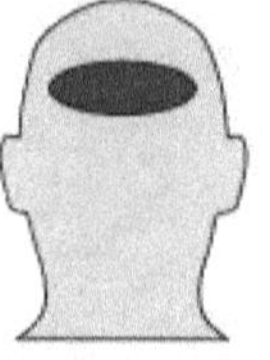 **Tenasione**
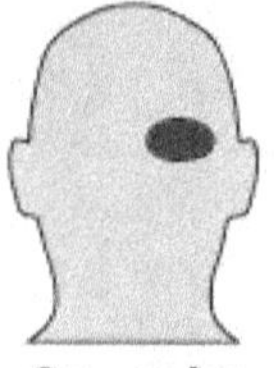 **Grappolo**
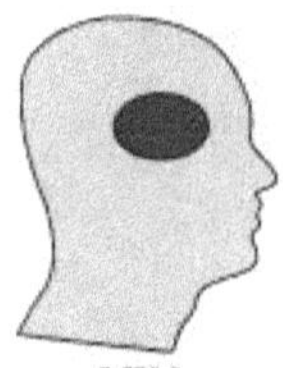 **ATM**

DATA:______________   TEMPO [ ]:__________ __________

☐   ☐   ☐   ☐   ☐   ☐   🌡 _______

Gravità del dolore

1	2	3	4	5	6	7	8	9	10

Grilletto

☐ Fame	☐ L'insonnia
☐ Luci luminose	☐ Malattia
☐ Caffè	☐ Stanchezza
☐ Stress al lavoro	☐ Odori/ Profumi
☐ Stress a casa	☐ Movimento
☐ Pasti saltati	☐ Affaticamento degli occhi
☐ Ansia	☐ ______________

Misure di soccorso

Farmaci	
Acqua	
Dormire	
Esercizio	
Altro	
Altro	

Note: _______________________________

Libro di bordo dell'emicrania

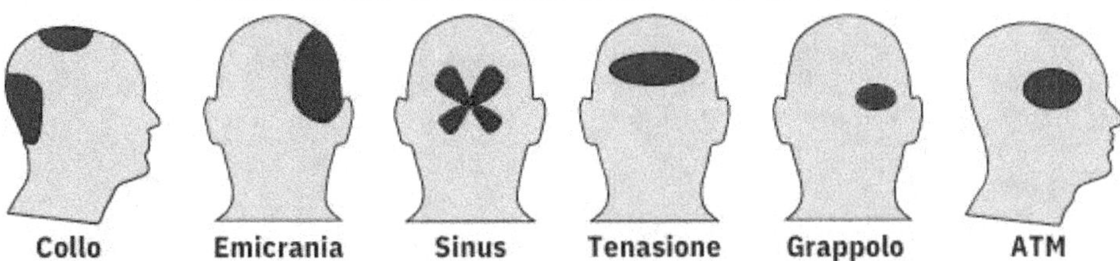

DATA:________________   TEMPO [ ]:__________ __________

Gravità del dolore

1	2	3	4	5	6	7	8	9	10

Grilletto

- ☐ Fame
- ☐ Luci luminose
- ☐ Caffè
- ☐ Stress al lavoro
- ☐ Stress a casa
- ☐ Pasti saltati
- ☐ Ansia

- ☐ L'insonnia
- ☐ Malattia
- ☐ Stanchezza
- ☐ Odori/ Profumi
- ☐ Movimento
- ☐ Affaticamento degli occhi
- ☐ ________________

Misure di soccorso

Farmaci	
Acqua	
Dormire	
Esercizio	
Altro	
Altro	

Note: ____

Libro di bordo dell'emicrania

Libro di bordo dell'emicrania

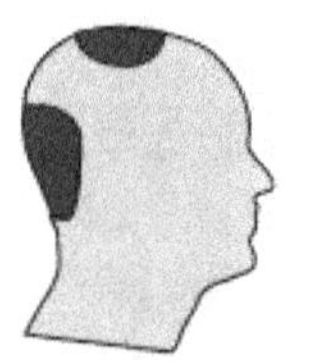 Collo

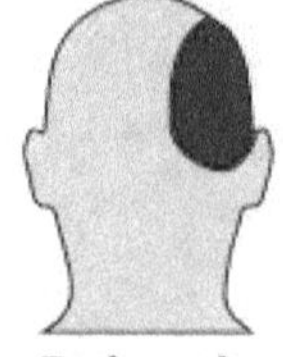 Emicrania

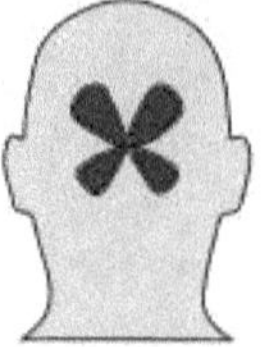 Sinus

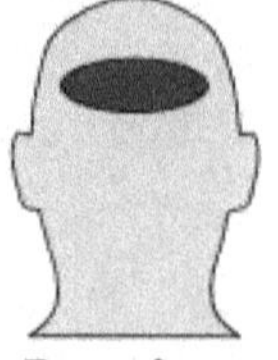 Tenasione

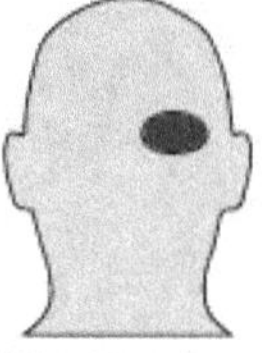 Grappolo

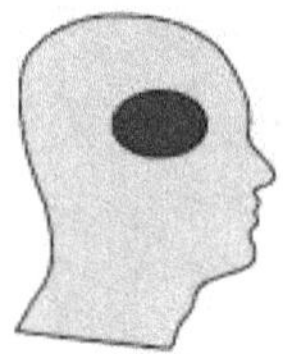 ATM

DATA:_______________   TEMPO [ ]:__________   __________

☐ ☐ ☐ ☐ ☐ ☐   🌡 __________

Gravità del dolore

1	2	3	4	5	6	7	8	9	10

Grilletto

☐ Fame		☐ L'insonnia	
☐ Luci luminose		☐ Malattia	
☐ Caffè		☐ Stanchezza	
☐ Stress al lavoro		☐ Odori/ Profumi	
☐ Stress a casa		☐ Movimento	
☐ Pasti saltati		☐ Affaticamento degli occhi	
☐ Ansia		☐ ________________	

Misure di soccorso

Farmaci	
Acqua	
Dormire	
Esercizio	
Altro	
Altro	

Note: ____

Libro di bordo dell'emicrania

Libro di bordo dell'emicrania

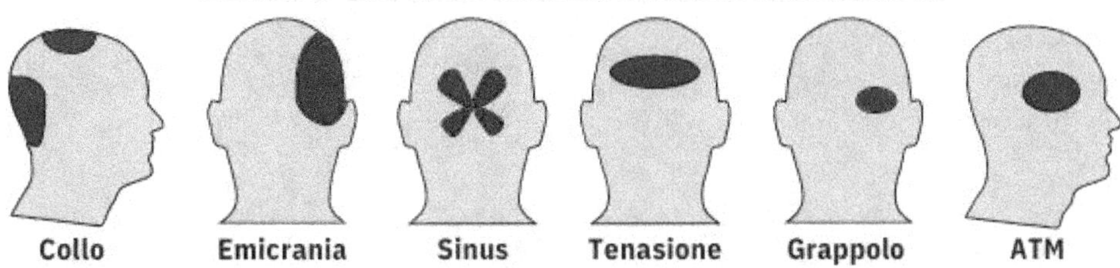

DATA:_________________   **TEMPO [ ]:**__________   __________

☐ ☐ ☐ ☐ ☐ ☐ 🌡_________

Gravità del dolore

1	2	3	4	5	6	7	8	9	10

Grilletto

☐ Fame

☐ Luci luminose

☐ Caffè

☐ Stress al lavoro

☐ Stress a casa

☐ Pasti saltati

☐ Ansia

☐ L'insonnia

☐ Malattia

☐ Stanchezza

☐ Odori/ Profumi

☐ Movimento

☐ Affaticamento degli occhi

☐ _______________

Misure di soccorso

Farmaci	
Acqua	
Dormire	
Esercizio	
Altro	
Altro	

Note: ____

Libro di bordo dell'emicrania

Libro di bordo dell'emicrania

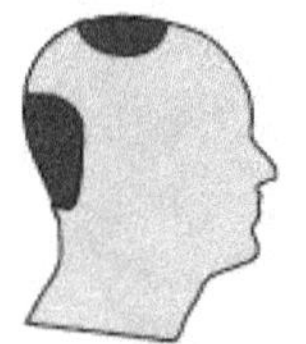
Collo

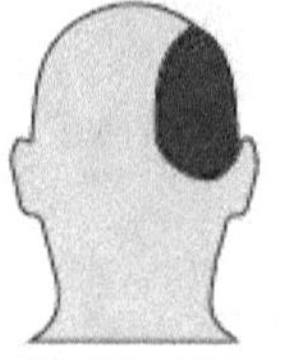
Emicrania

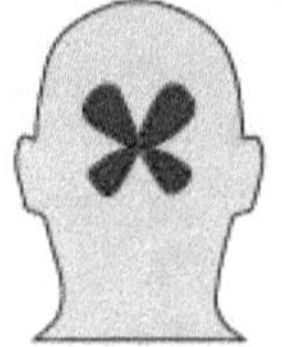
Sinus

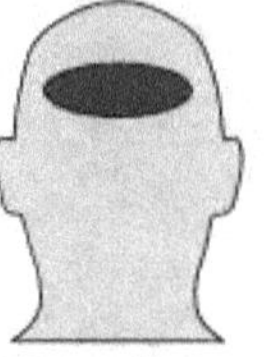
Tenasione

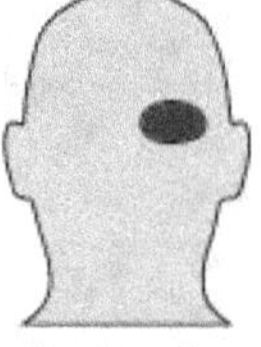
Grappolo

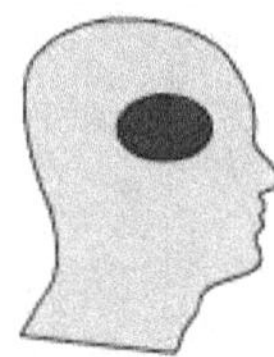
ATM

DATA:_______________   TEMPO [ ]:_____________ _____________

| ☐ | ☐ | ☐ | ☐ | ☐ | ☐ | |

Gravità del dolore

1	2	3	4	5	6	7	8	9	10

Grilletto

☐ Fame	☐ L'insonnia
☐ Luci luminose	☐ Malattia
☐ Caffè	☐ Stanchezza
☐ Stress al lavoro	☐ Odori/ Profumi
☐ Stress a casa	☐ Movimento
☐ Pasti saltati	☐ Affaticamento degli occhi
☐ Ansia	☐ _______________

Misure di soccorso

Farmaci	
Acqua	
Dormire	
Esercizio	
Altro	
Altro	

Note: _______________________________

Libro di bordo dell'emicrania

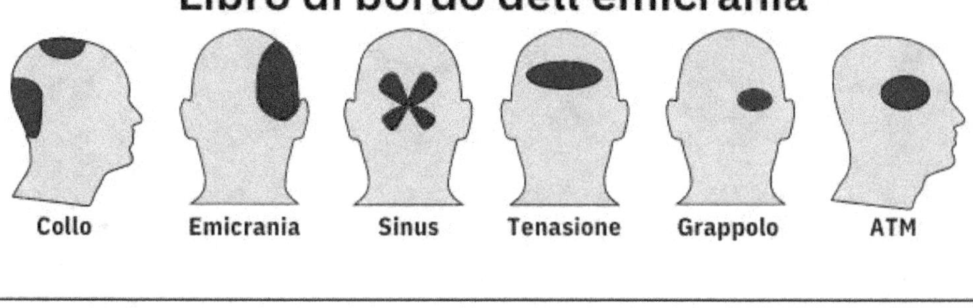

DATA:________________   TEMPO [ ]:__________   __________

☐   ☐   ☐   ☐   ☐   ☐   🌡________

Gravità del dolore

1	2	3	4	5	6	7	8	9	10

Grilletto

☐ Fame	☐ L'insonnia
☐ Luci luminose	☐ Malattia
☐ Caffè	☐ Stanchezza
☐ Stress al lavoro	☐ Odori/ Profumi
☐ Stress a casa	☐ Movimento
☐ Pasti saltati	☐ Affaticamento degli occhi
☐ Ansia	☐ _______________

Misure di soccorso

Farmaci	
Acqua	
Dormire	
Esercizio	
Altro	
Altro	

Note: _______________________________________

Libro di bordo dell'emicrania

Libro di bordo dell'emicrania

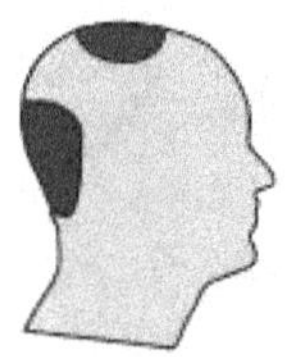 Collo
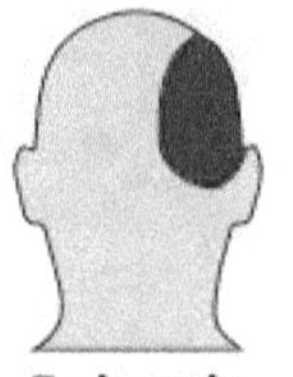 Emicrania
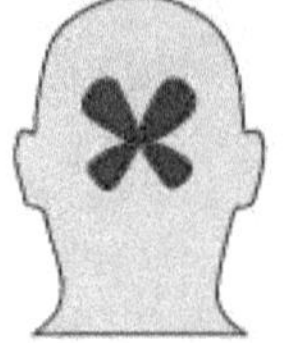 Sinus
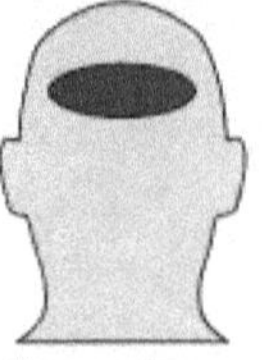 Tenasione
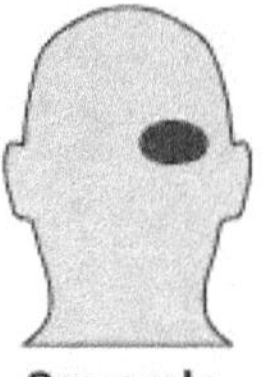 Grappolo
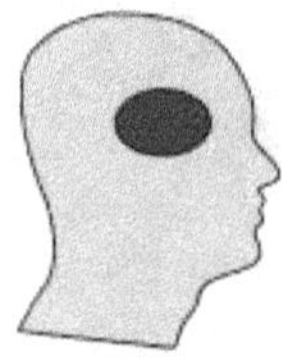 ATM

DATA:_________________ TEMPO [ ]:___________ ___________

☐ ☐ ☐ ☐ ☐ ☐ 🌡 ___________

Gravità del dolore

1	2	3	4	5	6	7	8	9	10

Grilletto

☐ Fame

☐ Luci luminose

☐ Caffè

☐ Stress al lavoro

☐ Stress a casa

☐ Pasti saltati

☐ Ansia

☐ L'insonnia

☐ Malattia

☐ Stanchezza

☐ Odori/ Profumi

☐ Movimento

☐ Affaticamento degli occhi

☐ _______________

Misure di soccorso

Farmaci	
Acqua	
Dormire	
Esercizio	
Altro	
Altro	

Note: _______________________

Libro di bordo dell'emicrania

Libro di bordo dell'emicrania

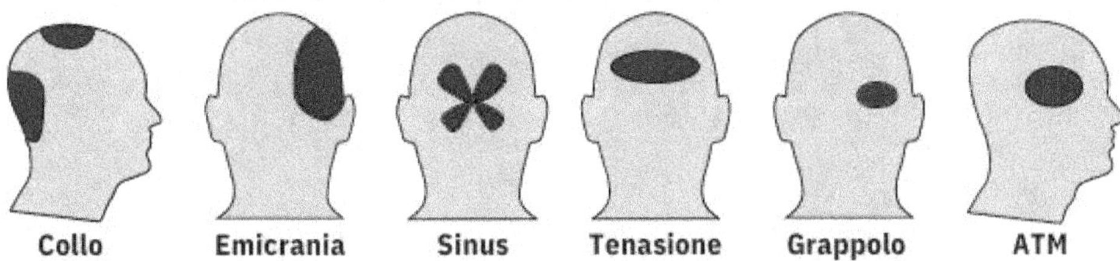

DATA:______________   TEMPO [ ]:__________   __________

Gravità del dolore

1	2	3	4	5	6	7	8	9	10

Grilletto

- ☐ Fame
- ☐ Luci luminose
- ☐ Caffè
- ☐ Stress al lavoro
- ☐ Stress a casa
- ☐ Pasti saltati
- ☐ Ansia
- ☐ L'insonnia
- ☐ Malattia
- ☐ Stanchezza
- ☐ Odori/ Profumi
- ☐ Movimento
- ☐ Affaticamento degli occhi
- ☐ ______________

Misure di soccorso

Farmaci	
Acqua	
Dormire	
Esercizio	
Altro	
Altro	

Note: _______________

Libro di bordo dell'emicrania

Libro di bordo dell'emicrania

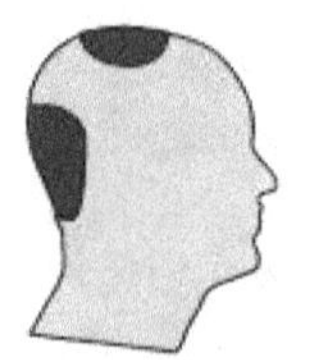 Collo   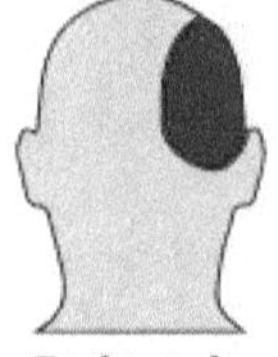 Emicrania   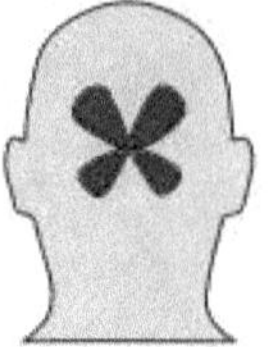 Sinus   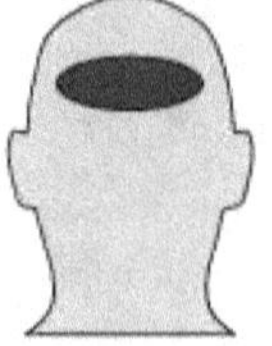 Tenasione   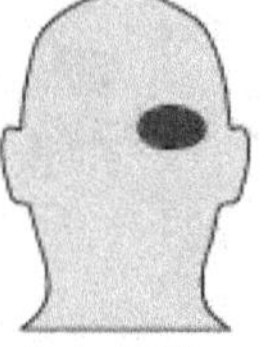 Grappolo   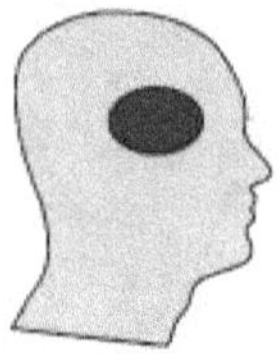 ATM

DATA:________________   **TEMPO [ ]:**__________ __________

☀ ☐   ☁ ☐   🌥 ☐   🌦 ☐   🌧 ☐   🌨 ☐   🌡 __________

Gravità del dolore

1	2	3	4	5	6	7	8	9	10

Grilletto

☐ Fame	☐ L'insonnia
☐ Luci luminose	☐ Malattia
☐ Caffè	☐ Stanchezza
☐ Stress al lavoro	☐ Odori/ Profumi
☐ Stress a casa	☐ Movimento
☐ Pasti saltati	☐ Affaticamento degli occhi
☐ Ansia	☐ ________________

Misure di soccorso

Farmaci	
Acqua	
Dormire	
Esercizio	
Altro	
Altro	

Note: ________________________

Libro di bordo dell'emicrania

Libro di bordo dell'emicrania

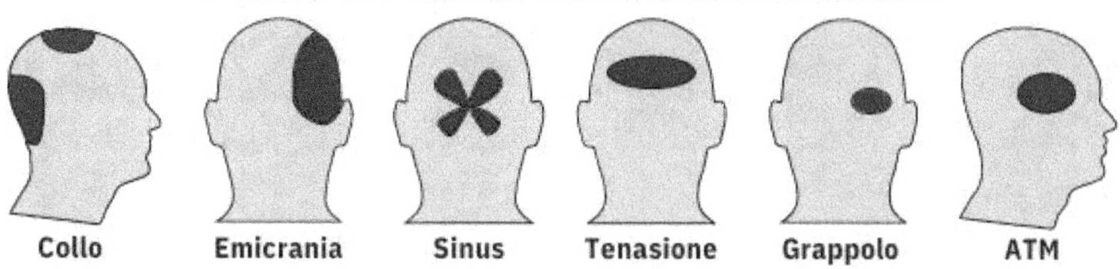

DATA:_______________   TEMPO [ ]:___________ ___________

☐ ☐ ☐ ☐ ☐ ☐

Gravità del dolore

1	2	3	4	5	6	7	8	9	10

Grilletto

☐ Fame		☐ L'insonnia
☐ Luci luminose		☐ Malattia
☐ Caffè		☐ Stanchezza
☐ Stress al lavoro		☐ Odori/ Profumi
☐ Stress a casa		☐ Movimento
☐ Pasti saltati		☐ Affaticamento degli occhi
☐ Ansia		☐ _______________

Misure di soccorso

Farmaci	
Acqua	
Dormire	
Esercizio	
Altro	
Altro	

Note: _______________________

Libro di bordo dell'emicrania

Libro di bordo dell'emicrania

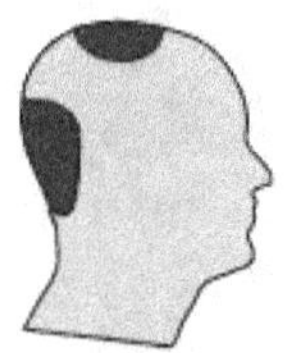

Collo

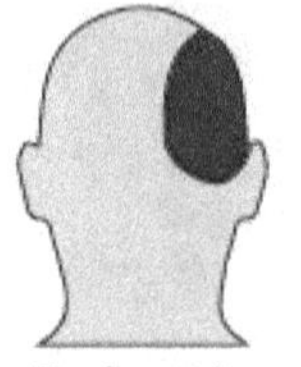

Emicrania

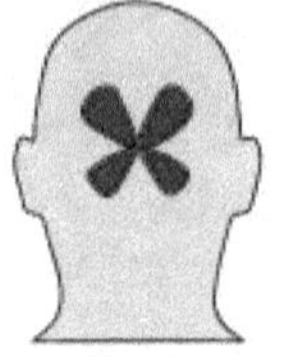

Sinus

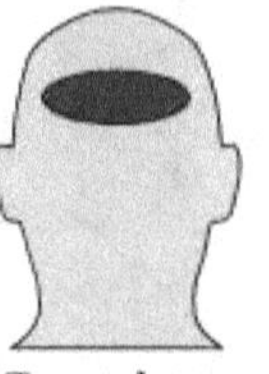

Tenasione

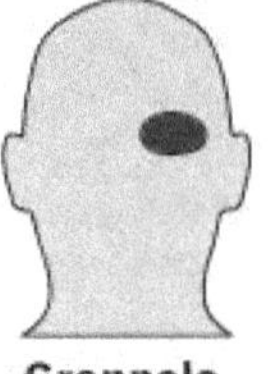

Grappolo

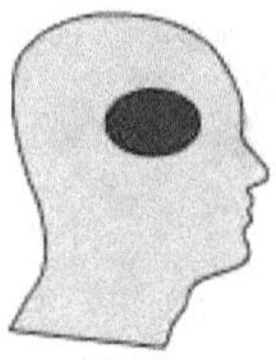

ATM

DATA:________________ TEMPO [ ]:____________ ____________

☐ ☐ ☐ ☐ ☐ ☐ 🌡 ________

Gravità del dolore

1	2	3	4	5	6	7	8	9	10

Grilletto

☐ Fame   ☐ L'insonnia

☐ Luci luminose   ☐ Malattia

☐ Caffè   ☐ Stanchezza

☐ Stress al lavoro   ☐ Odori/ Profumi

☐ Stress a casa   ☐ Movimento

☐ Pasti saltati   ☐ Affaticamento degli occhi

☐ Ansia   ☐ ________________

Misure di soccorso

Farmaci	
Acqua	
Dormire	
Esercizio	
Altro	
Altro	

Note: __________________________________

Libro di bordo dell'emicrania

Libro di bordo dell'emicrania

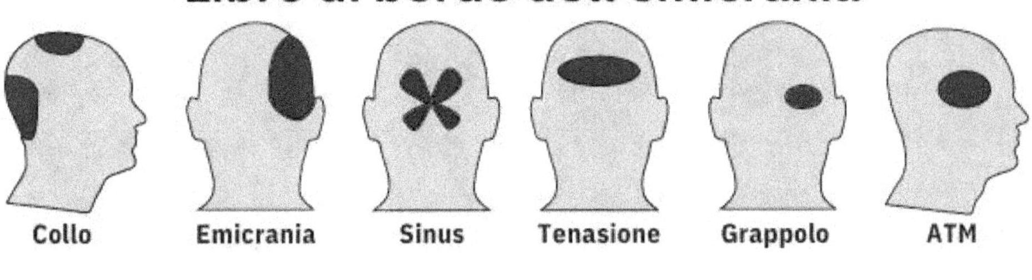

DATA:______________   TEMPO [ ]:__________   __________

☐ ☐ ☐ ☐ ☐ ☐   🌡 __________

Gravità del dolore

1	2	3	4	5	6	7	8	9	10

Grilletto

☐ Fame		☐ L'insonnia
☐ Luci luminose		☐ Malattia
☐ Caffè		☐ Stanchezza
☐ Stress al lavoro		☐ Odori/ Profumi
☐ Stress a casa		☐ Movimento
☐ Pasti saltati		☐ Affaticamento degli occhi
☐ Ansia		☐ __________

Misure di soccorso

Farmaci	
Acqua	
Dormire	
Esercizio	
Altro	
Altro	

Note: __________

Libro di bordo dell'emicrania

Libro di bordo dell'emicrania

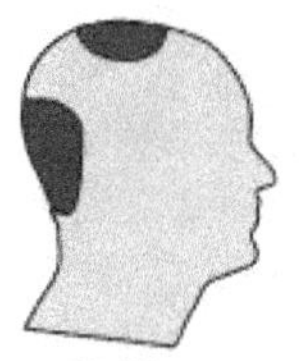 Collo

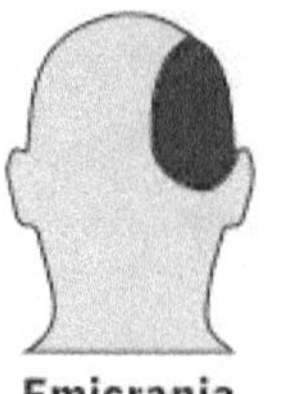 Emicrania

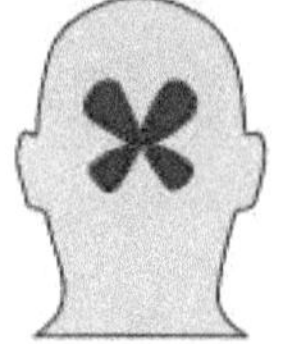 Sinus

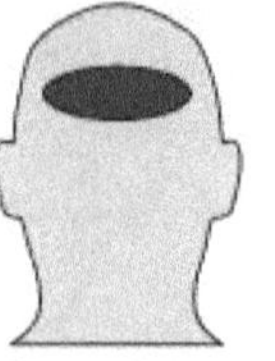 Tenasione

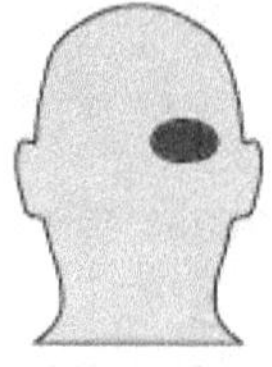 Grappolo

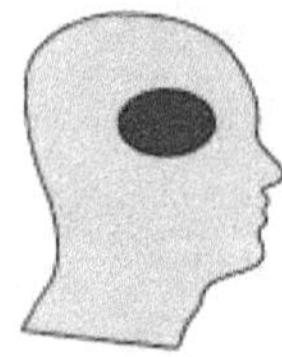 ATM

DATA:_________________ TEMPO [ ]:__________ __________

☐ ☐ ☐ ☐ ☐ ☐ _________

Gravità del dolore

1	2	3	4	5	6	7	8	9	10

Grilletto

☐ Fame ☐ L'insonnia

☐ Luci luminose ☐ Malattia

☐ Caffè ☐ Stanchezza

☐ Stress al lavoro ☐ Odori/ Profumi

☐ Stress a casa ☐ Movimento

☐ Pasti saltati ☐ Affaticamento degli occhi

☐ Ansia ☐ _________________

Misure di soccorso

Farmaci	
Acqua	
Dormire	
Esercizio	
Altro	
Altro	

Note: _______________________________

Libro di bordo dell'emicrania

Libro di bordo dell'emicrania

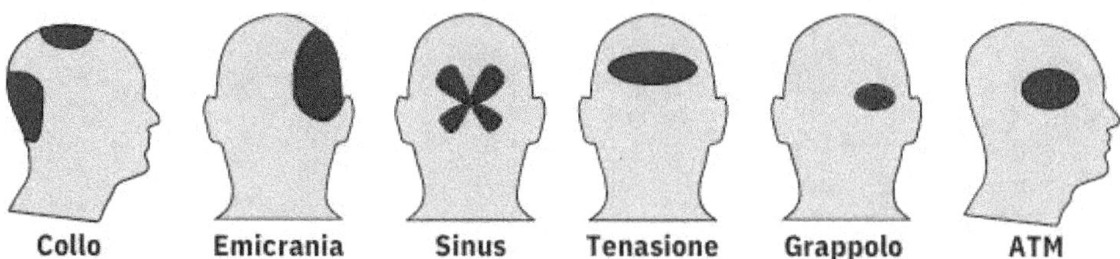

DATA:______________________   TEMPO [ ]:__________   __________

☐ ☐ ☐ ☐ ☐ ☐   🌡 __________

Gravità del dolore

1	2	3	4	5	6	7	8	9	10

Grilletto

☐ Fame   ☐ L'insonnia

☐ Luci luminose   ☐ Malattia

☐ Caffè   ☐ Stanchezza

☐ Stress al lavoro   ☐ Odori/ Profumi

☐ Stress a casa   ☐ Movimento

☐ Pasti saltati   ☐ Affaticamento degli occhi

☐ Ansia   ☐ ______________

Misure di soccorso

Farmaci	
Acqua	
Dormire	
Esercizio	
Altro	
Altro	

Note: ______________________________

Libro di bordo dell'emicrania

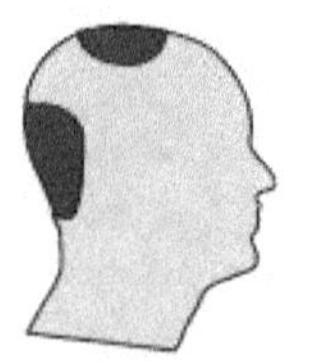 Collo

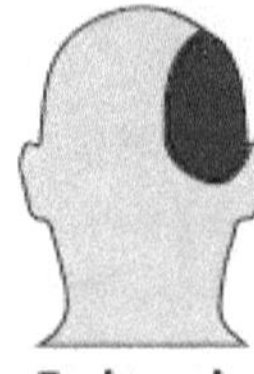 Emicrania

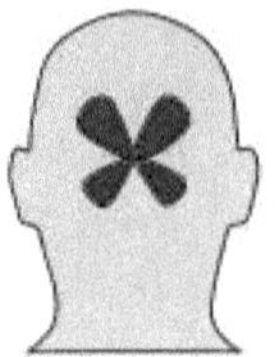 Sinus

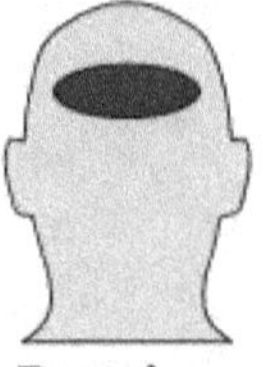 Tenasione

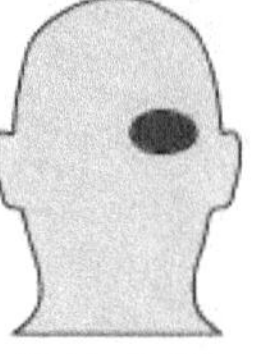 Grappolo

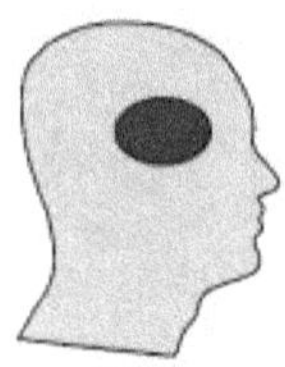 ATM

DATA:________________   TEMPO [ ]:__________   __________

☼ ☐   ⛅ ☐   🌥 ☐   🌦 ☐   🌧 ☐   🌨 ☐   🌡 __________

Gravità del dolore

1	2	3	4	5	6	7	8	9	10

Grilletto

☐ Fame   ☐ L'insonnia

☐ Luci luminose   ☐ Malattia

☐ Caffè   ☐ Stanchezza

☐ Stress al lavoro   ☐ Odori/ Profumi

☐ Stress a casa   ☐ Movimento

☐ Pasti saltati   ☐ Affaticamento degli occhi

☐ Ansia   ☐ ________________

Misure di soccorso

Farmaci	
Acqua	
Dormire	
Esercizio	
Altro	
Altro	

Note: ________________________________

Libro di bordo dell'emicrania

Libro di bordo dell'emicrania

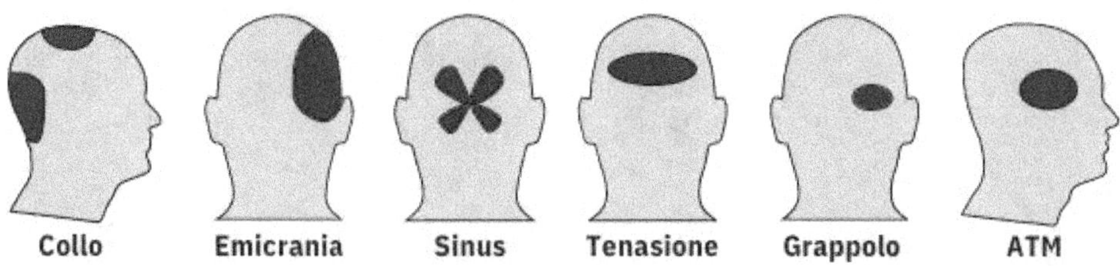

DATA: _______________   **TEMPO [ ]:** ___________   ___________

Gravità del dolore

1	2	3	4	5	6	7	8	9	10

Grilletto

- ☐ Fame
- ☐ Luci luminose
- ☐ Caffè
- ☐ Stress al lavoro
- ☐ Stress a casa
- ☐ Pasti saltati
- ☐ Ansia

- ☐ L'insonnia
- ☐ Malattia
- ☐ Stanchezza
- ☐ Odori/ Profumi
- ☐ Movimento
- ☐ Affaticamento degli occhi
- ☐ _______________

Misure di soccorso

Farmaci	
Acqua	
Dormire	
Esercizio	
Altro	
Altro	

Note: ___________________________________

Libro di bordo dell'emicrania

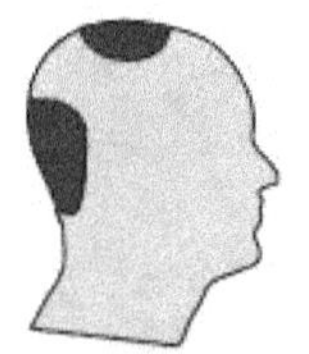 Collo
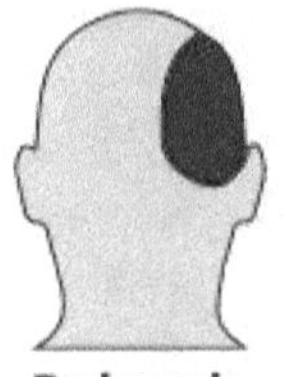 Emicrania
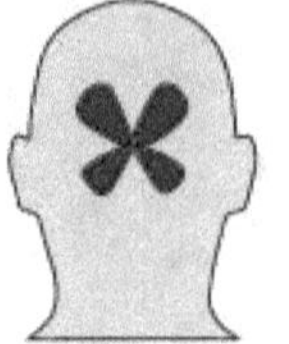 Sinus
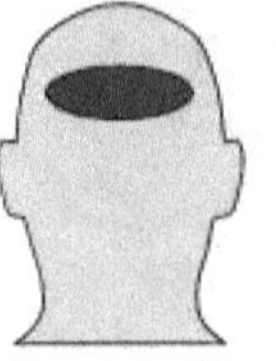 Tenasione
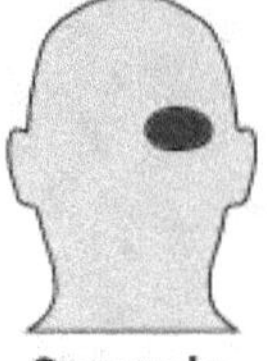 Grappolo
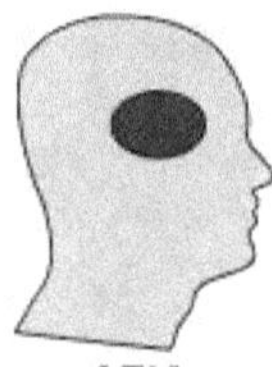 ATM

DATA:___________________   TEMPO [ ]:___________   ___________

Gravità del dolore

1	2	3	4	5	6	7	8	9	10

Grilletto

- ☐ Fame
- ☐ Luci luminose
- ☐ Caffè
- ☐ Stress al lavoro
- ☐ Stress a casa
- ☐ Pasti saltati
- ☐ Ansia

- ☐ L'insonnia
- ☐ Malattia
- ☐ Stanchezza
- ☐ Odori/ Profumi
- ☐ Movimento
- ☐ Affaticamento degli occhi
- ☐ ___________________

Misure di soccorso

Farmaci	
Acqua	
Dormire	
Esercizio	
Altro	
Altro	

Note: ____

Libro di bordo dell'emicrania

Libro di bordo dell'emicrania

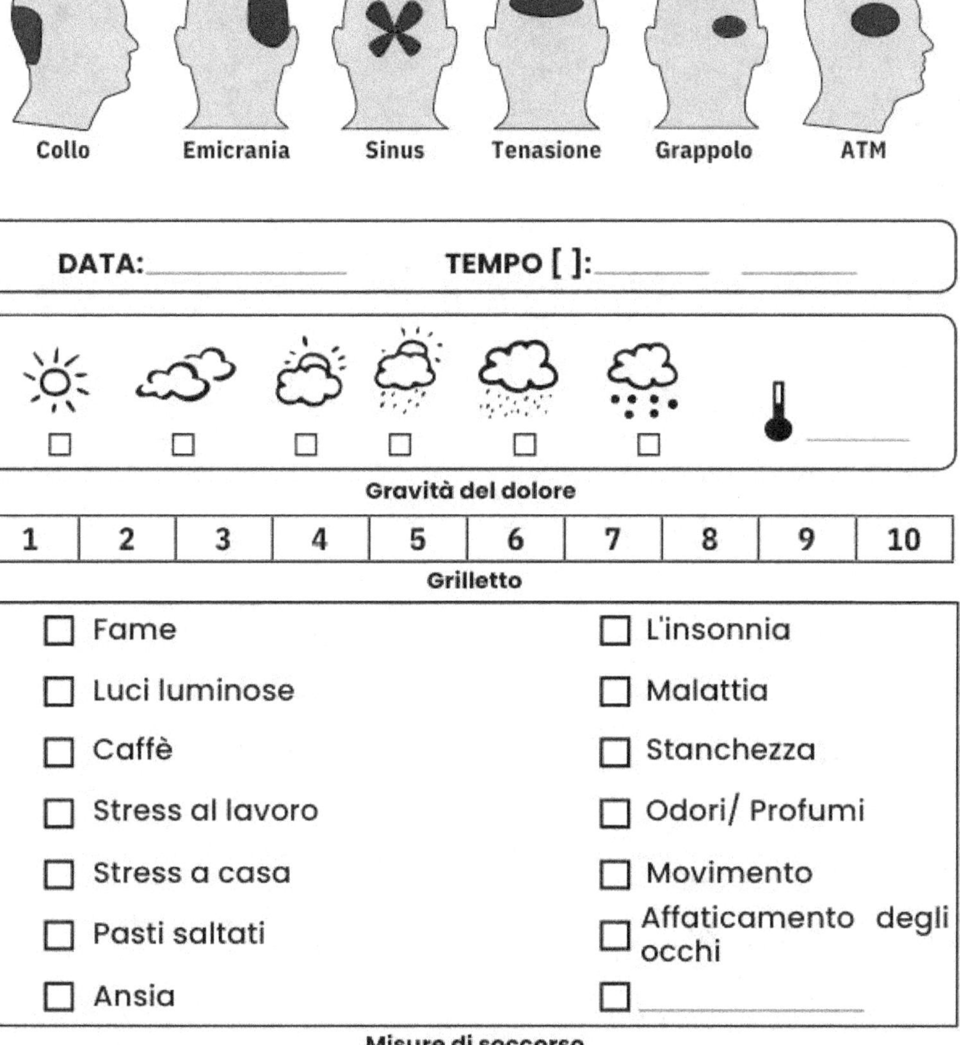

1	2	3	4	5	6	7	8	9	10

Grilletto

- ☐ Fame
- ☐ Luci luminose
- ☐ Caffè
- ☐ Stress al lavoro
- ☐ Stress a casa
- ☐ Pasti saltati
- ☐ Ansia
- ☐ L'insonnia
- ☐ Malattia
- ☐ Stanchezza
- ☐ Odori/ Profumi
- ☐ Movimento
- ☐ Affaticamento degli occhi
- ☐ _____________

Misure di soccorso

Farmaci	
Acqua	
Dormire	
Esercizio	
Altro	
Altro	

Note: _______________

Libro di bordo dell'emicrania

Libro di bordo dell'emicrania

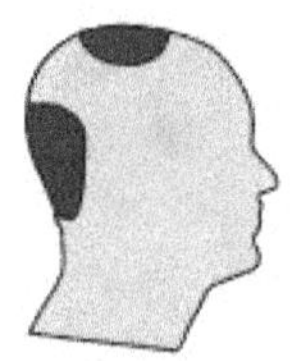
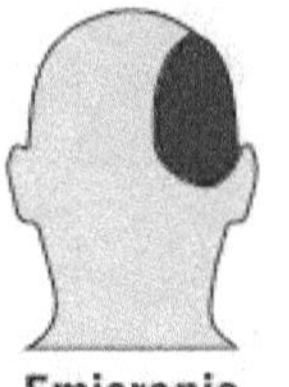
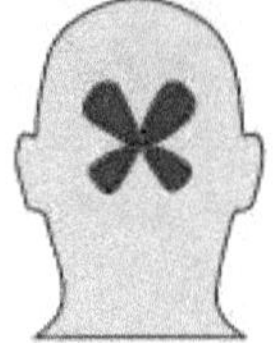
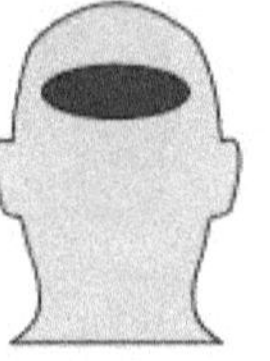
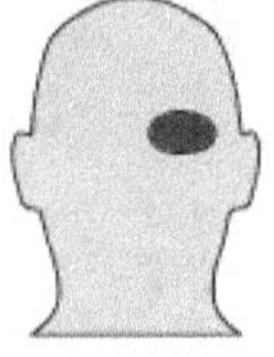
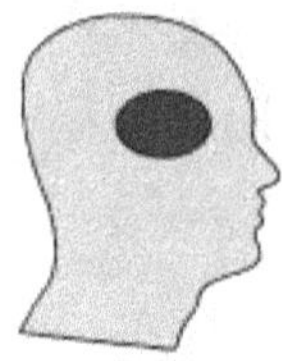

Collo	Emicrania	Sinus	Tenasione	Grappolo	ATM

DATA:________________ **TEMPO [ ]:**____________ ____________

☼ ☐ ☐ ☐ ☐ ☐ ☐ 🌡 ________

Gravità del dolore

1	2	3	4	5	6	7	8	9	10

Grilletto

☐ Fame   ☐ L'insonnia

☐ Luci luminose   ☐ Malattia

☐ Caffè   ☐ Stanchezza

☐ Stress al lavoro   ☐ Odori/ Profumi

☐ Stress a casa   ☐ Movimento

☐ Pasti saltati   ☐ Affaticamento degli occhi

☐ Ansia   ☐ ________________

Misure di soccorso

Farmaci	
Acqua	
Dormire	
Esercizio	
Altro	
Altro	

Note: ____________________________

Libro di bordo dell'emicrania

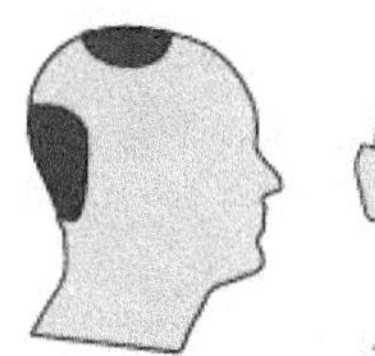
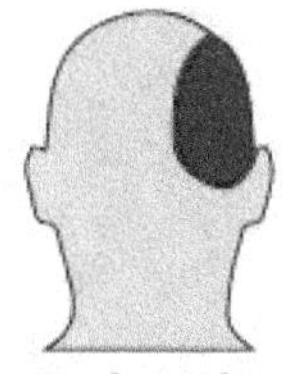
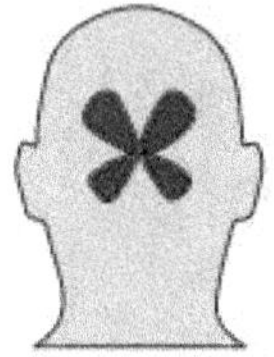
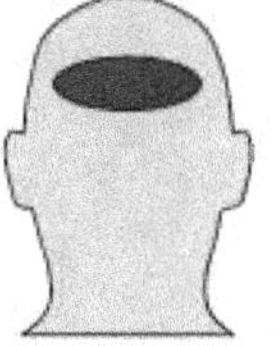
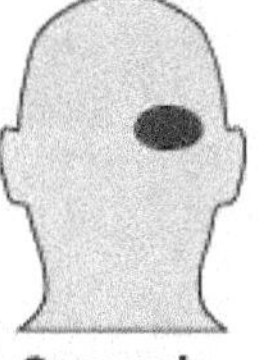
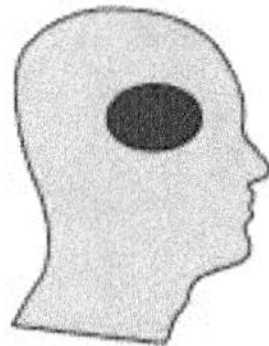

| Collo | Emicrania | Sinus | Tenasione | Grappolo | ATM |

DATA:___________________ **TEMPO [ ]:**_______________ ___________

☐ ☐ ☐ ☐ ☐ ☐ 🌡 ___________

Gravità del dolore

1	2	3	4	5	6	7	8	9	10

Grilletto

☐ Fame		☐ L'insonnia	
☐ Luci luminose		☐ Malattia	
☐ Caffè		☐ Stanchezza	
☐ Stress al lavoro		☐ Odori/ Profumi	
☐ Stress a casa		☐ Movimento	
☐ Pasti saltati		☐ Affaticamento degli occhi	
☐ Ansia		☐ _____________	

Misure di soccorso

Farmaci	
Acqua	
Dormire	
Esercizio	
Altro	
Altro	

Note: _______________________________________

Libro di bordo dell'emicrania

Libro di bordo dell'emicrania

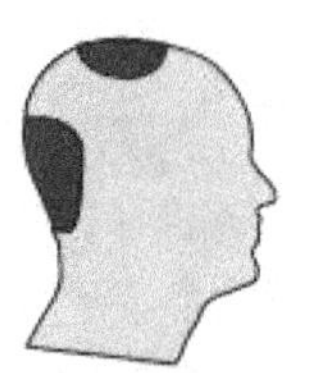 Collo
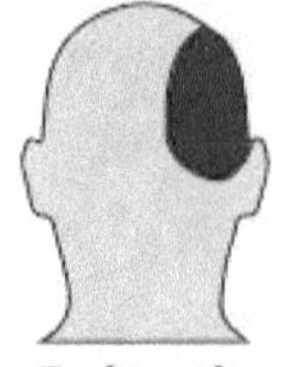 Emicrania
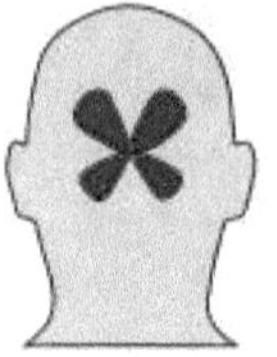 Sinus
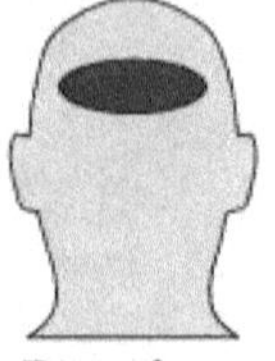 Tenasione
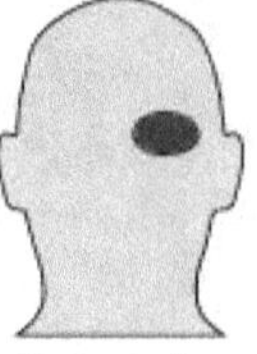 Grappolo
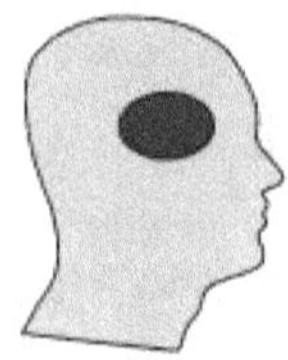 ATM

DATA:______________________ TEMPO [ ]:______________ ______________

☐ ☐ ☐ ☐ ☐ ☐ ______________

Gravità del dolore

1	2	3	4	5	6	7	8	9	10

Grilletto

☐ Fame	☐ L'insonnia
☐ Luci luminose	☐ Malattia
☐ Caffè	☐ Stanchezza
☐ Stress al lavoro	☐ Odori/ Profumi
☐ Stress a casa	☐ Movimento
☐ Pasti saltati	☐ Affaticamento degli occhi
☐ Ansia	☐ ______________

Misure di soccorso

Farmaci	
Acqua	
Dormire	
Esercizio	
Altro	
Altro	

Note: ______________

Libro di bordo dell'emicrania

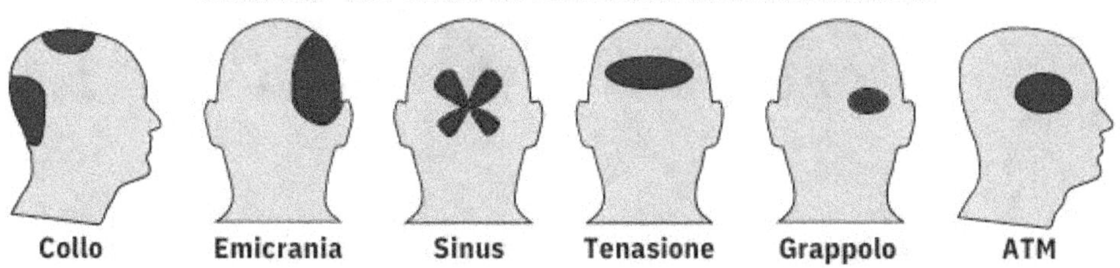

DATA:________________   TEMPO [ ]:____________ ____________

☐ ☐ ☐ ☐ ☐ ☐

Gravità del dolore

1	2	3	4	5	6	7	8	9	10

Grilletto

☐ Fame	☐ L'insonnia
☐ Luci luminose	☐ Malattia
☐ Caffè	☐ Stanchezza
☐ Stress al lavoro	☐ Odori/ Profumi
☐ Stress a casa	☐ Movimento
☐ Pasti saltati	☐ Affaticamento degli occhi
☐ Ansia	☐ ________________

Misure di soccorso

Farmaci	
Acqua	
Dormire	
Esercizio	
Altro	
Altro	

Note: ____

Libro di bordo dell'emicrania

Libro di bordo dell'emicrania

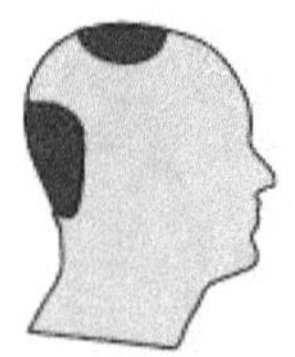 Collo
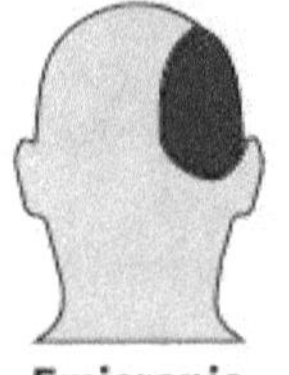 Emicrania
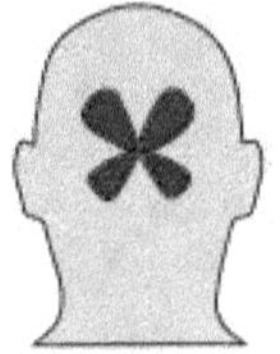 Sinus
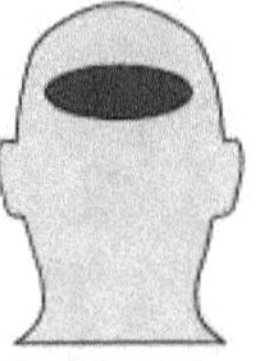 Tenasione
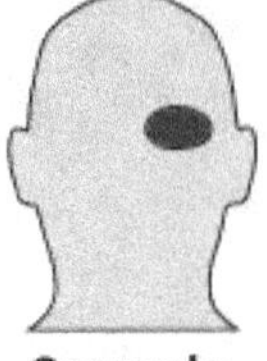 Grappolo
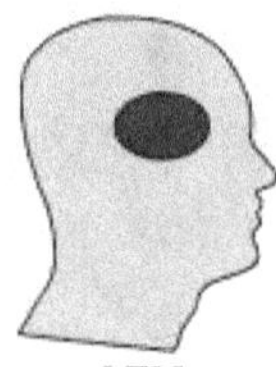 ATM

DATA:________________   TEMPO [ ]:____________ ____________

| ☐ | ☐ | ☐ | ☐ | ☐ | ☐ | ________ |

Gravità del dolore

1	2	3	4	5	6	7	8	9	10

Grilletto

☐ Fame   ☐ L'insonnia

☐ Luci luminose   ☐ Malattia

☐ Caffè   ☐ Stanchezza

☐ Stress al lavoro   ☐ Odori/ Profumi

☐ Stress a casa   ☐ Movimento

☐ Pasti saltati   ☐ Affaticamento degli occhi

☐ Ansia   ☐ ________________

Misure di soccorso

Farmaci	
Acqua	
Dormire	
Esercizio	
Altro	
Altro	

Note: ________________________________

Libro di bordo dell'emicrania

Libro di bordo dell'emicrania

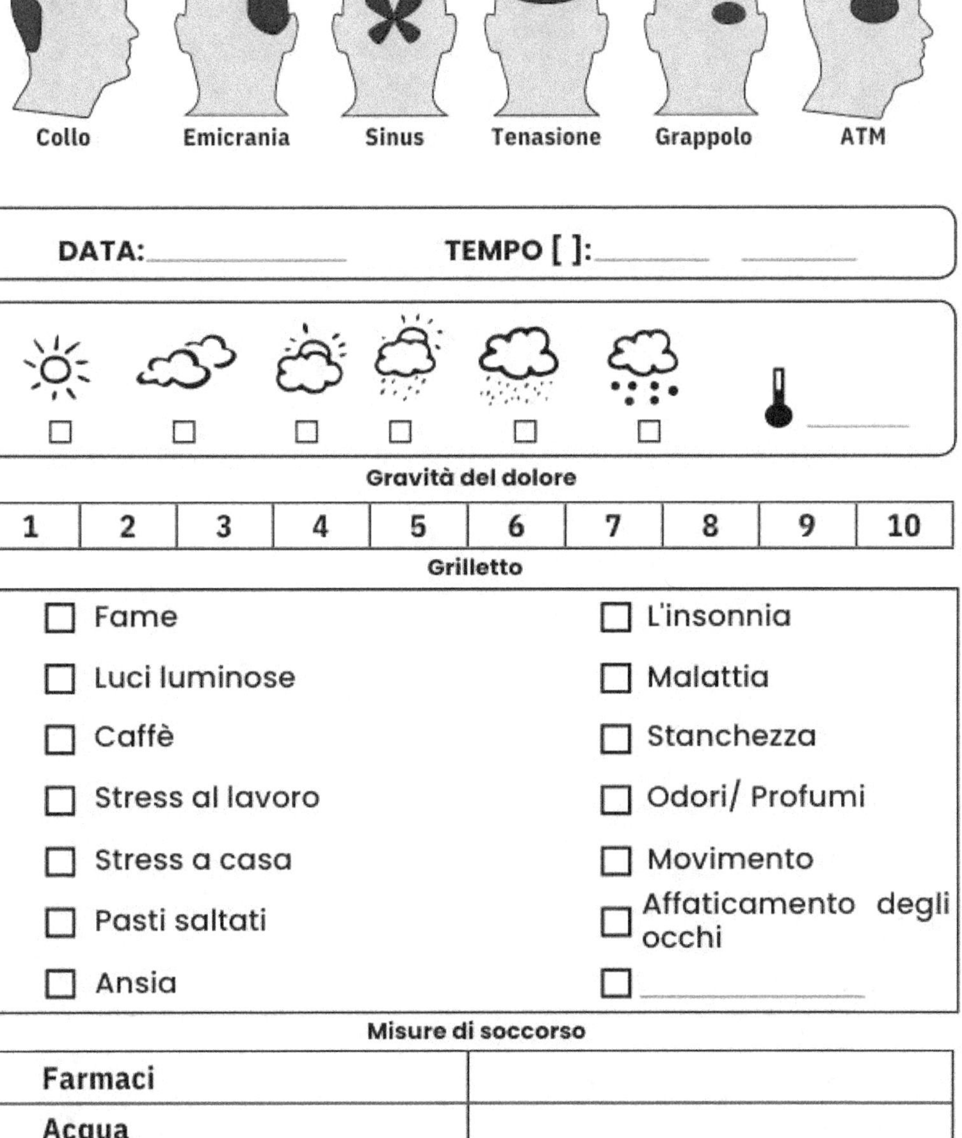

DATA:_______________   TEMPO [ ]:_________   _________

Gravità del dolore

1	2	3	4	5	6	7	8	9	10

Grilletto

☐ Fame ☐ L'insonnia
☐ Luci luminose ☐ Malattia
☐ Caffè ☐ Stanchezza
☐ Stress al lavoro ☐ Odori/ Profumi
☐ Stress a casa ☐ Movimento
☐ Pasti saltati ☐ Affaticamento degli occhi
☐ Ansia ☐ _______________

Misure di soccorso

Farmaci	
Acqua	
Dormire	
Esercizio	
Altro	
Altro	

Note: ____

Libro di bordo dell'emicrania

Libro di bordo dell'emicrania

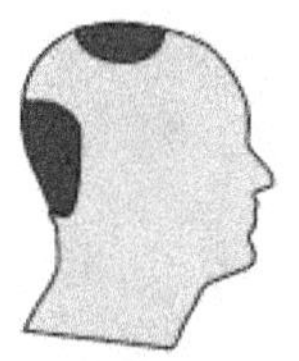 Collo
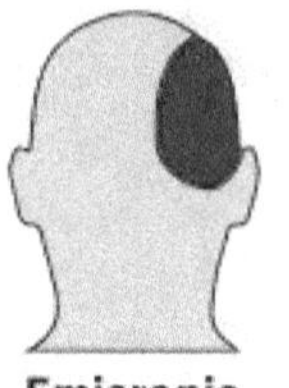 Emicrania
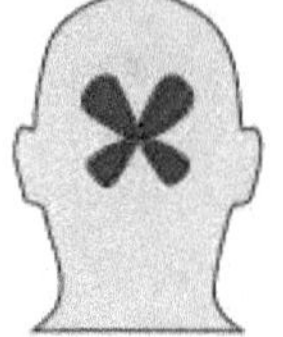 Sinus
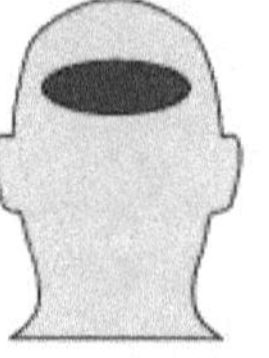 Tenasione
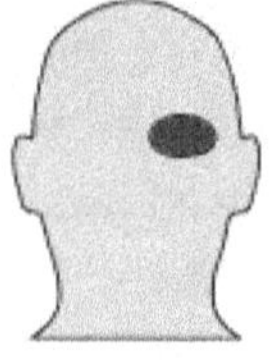 Grappolo
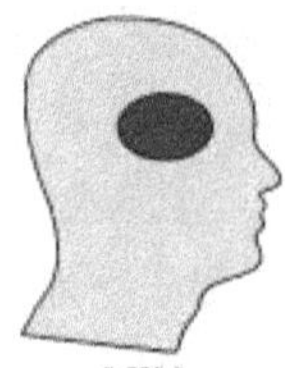 ATM

DATA:______________________   TEMPO [ ]:______________   ______________

☐   ☐   ☐   ☐   ☐   ☐   _____________

Gravità del dolore

1	2	3	4	5	6	7	8	9	10

Grilletto

☐ Fame   ☐ L'insonnia
☐ Luci luminose   ☐ Malattia
☐ Caffè   ☐ Stanchezza
☐ Stress al lavoro   ☐ Odori/ Profumi
☐ Stress a casa   ☐ Movimento
☐ Pasti saltati   ☐ Affaticamento degli occhi
☐ Ansia   ☐ ______________

Misure di soccorso

Farmaci	
Acqua	
Dormire	
Esercizio	
Altro	
Altro	

Note: _______________________________________

Libro di bordo dell'emicrania

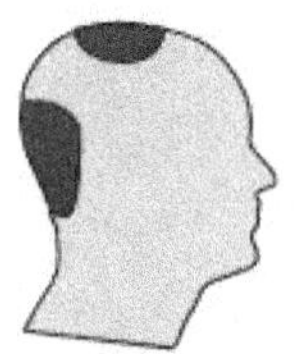
Collo

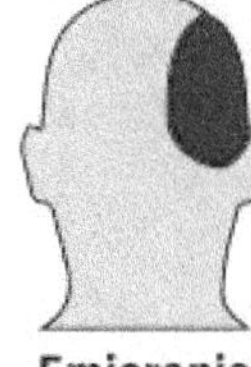
Emicrania

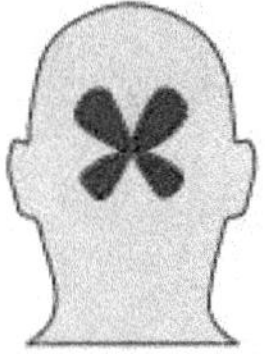
Sinus

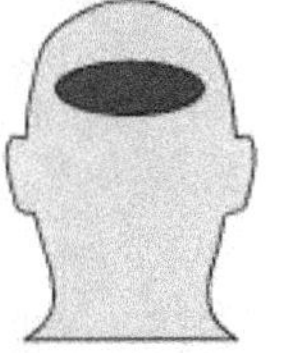
Tenasione

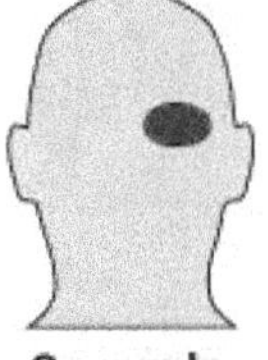
Grappolo

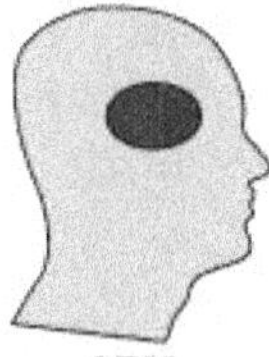
ATM

DATA:_______________   TEMPO [ ]:_______________   _______________

☀ ☐   ☁ ☐   ⛅ ☐   🌧 ☐   🌧 ☐   🌨 ☐   🌡 _______________

Gravità del dolore

1	2	3	4	5	6	7	8	9	10

Grilletto

☐ Fame	☐ L'insonnia
☐ Luci luminose	☐ Malattia
☐ Caffè	☐ Stanchezza
☐ Stress al lavoro	☐ Odori/ Profumi
☐ Stress a casa	☐ Movimento
☐ Pasti saltati	☐ Affaticamento degli occhi
☐ Ansia	☐ _______________

Misure di soccorso

Farmaci	
Acqua	
Dormire	
Esercizio	
Altro	
Altro	

Note: _______________

Libro di bordo dell'emicrania

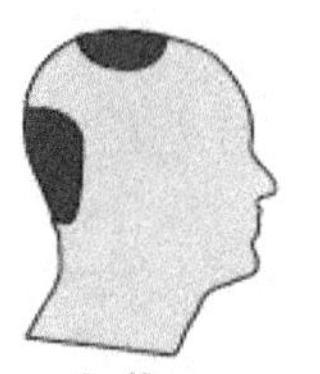
Collo

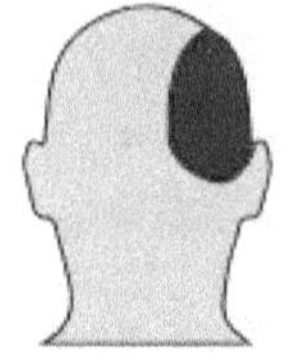
Emicrania

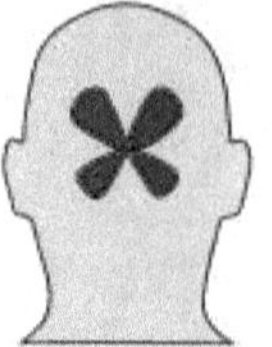
Sinus

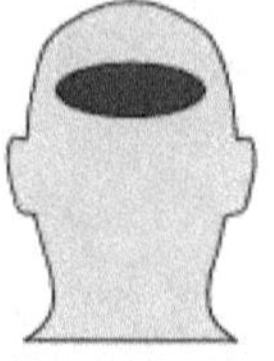
Tenasione

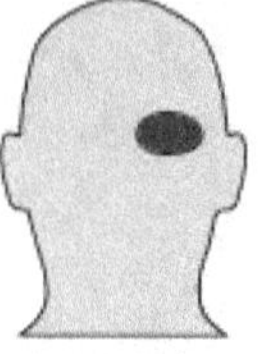
Grappolo

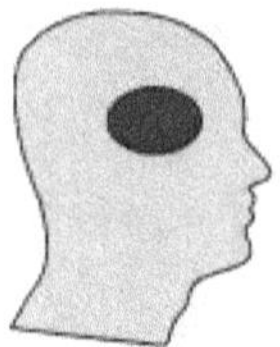
ATM

DATA:____________________   TEMPO [ ]:____________   ____________

☐   ☐   ☐   ☐   ☐   ☐   ____________

Gravità del dolore

1	2	3	4	5	6	7	8	9	10

Grilletto

☐ Fame		☐ L'insonnia
☐ Luci luminose		☐ Malattia
☐ Caffè		☐ Stanchezza
☐ Stress al lavoro		☐ Odori/ Profumi
☐ Stress a casa		☐ Movimento
☐ Pasti saltati		☐ Affaticamento degli occhi
☐ Ansia		☐ ____________

Misure di soccorso

Farmaci	
Acqua	
Dormire	
Esercizio	
Altro	
Altro	

Note: ____

Libro di bordo dell'emicrania

Libro di bordo dell'emicrania

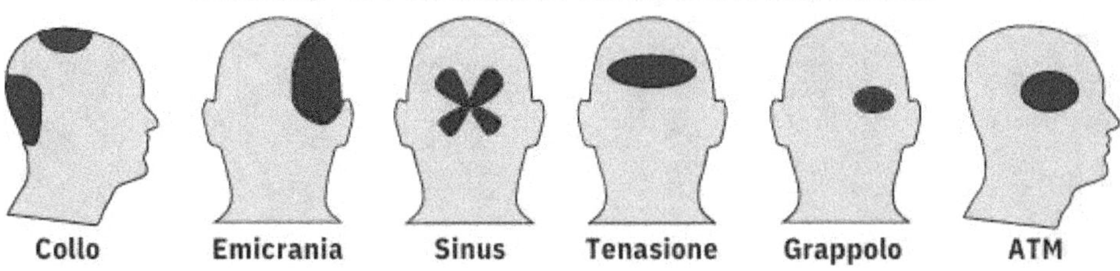

DATA:_______________ TEMPO [ ]:__________ __________

☐ ☐ ☐ ☐ ☐ ☐

Gravità del dolore

| 1 | 2 | 3 | 4 | 5 | 6 | 7 | 8 | 9 | 10 |

Grilletto

☐ Fame	☐ L'insonnia
☐ Luci luminose	☐ Malattia
☐ Caffè	☐ Stanchezza
☐ Stress al lavoro	☐ Odori/ Profumi
☐ Stress a casa	☐ Movimento
☐ Pasti saltati	☐ Affaticamento degli occhi
☐ Ansia	☐ _______________

Misure di soccorso

Farmaci	
Acqua	
Dormire	
Esercizio	
Altro	
Altro	

Note: _______________________________________

Libro di bordo dell'emicrania

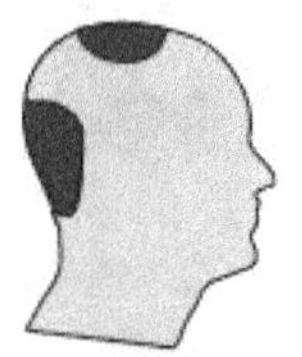
Collo

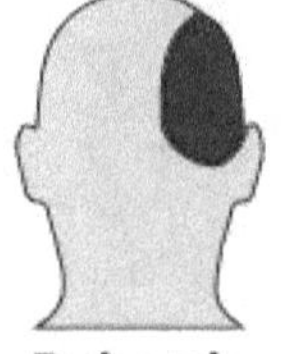
Emicrania

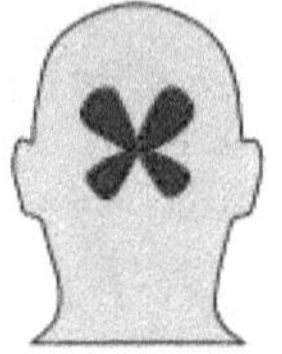
Sinus

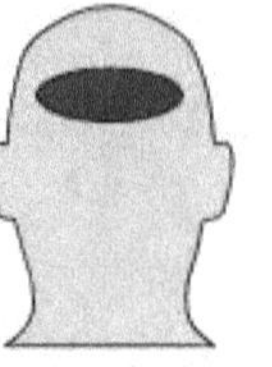
Tenasione

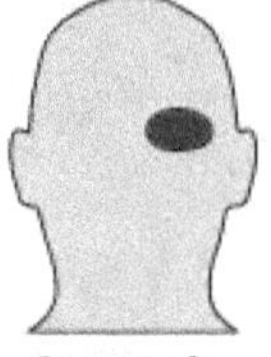
Grappolo

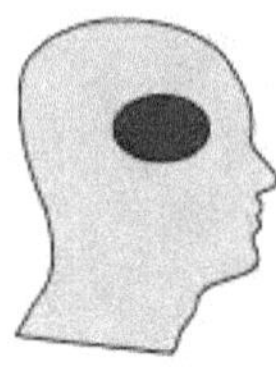
ATM

DATA:_______________   **TEMPO [ ]:**__________   __________

☐ ☐ ☐ ☐ ☐ ☐ 🌡 _______

Gravità del dolore

1	2	3	4	5	6	7	8	9	10

Grilletto

☐ Fame   ☐ L'insonnia

☐ Luci luminose   ☐ Malattia

☐ Caffè   ☐ Stanchezza

☐ Stress al lavoro   ☐ Odori/ Profumi

☐ Stress a casa   ☐ Movimento

☐ Pasti saltati   ☐ Affaticamento degli occhi

☐ Ansia   ☐ _______________

Misure di soccorso

Farmaci	
Acqua	
Dormire	
Esercizio	
Altro	
Altro	

Note: _______________________________

Libro di bordo dell'emicrania

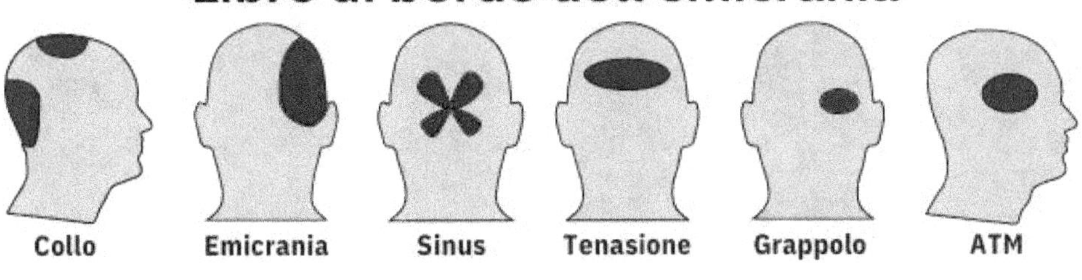

DATA:__________________   TEMPO [ ]:__________   __________

☐ ☐ ☐ ☐ ☐ ☐   🌡 __________

Gravità del dolore

1	2	3	4	5	6	7	8	9	10

Grilletto

☐ Fame	☐ L'insonnia
☐ Luci luminose	☐ Malattia
☐ Caffè	☐ Stanchezza
☐ Stress al lavoro	☐ Odori/ Profumi
☐ Stress a casa	☐ Movimento
☐ Pasti saltati	☐ Affaticamento degli occhi
☐ Ansia	☐ ________________

Misure di soccorso

Farmaci	
Acqua	
Dormire	
Esercizio	
Altro	
Altro	

Note: ________________________________

Libro di bordo dell'emicrania

Libro di bordo dell'emicrania

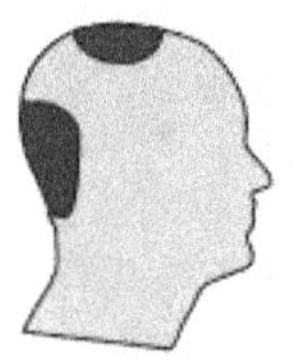
Collo

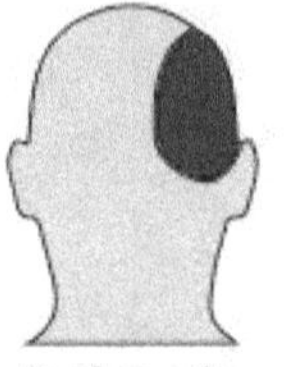
Emicrania

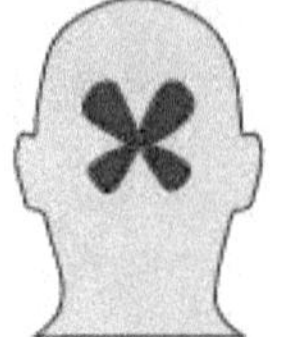
Sinus

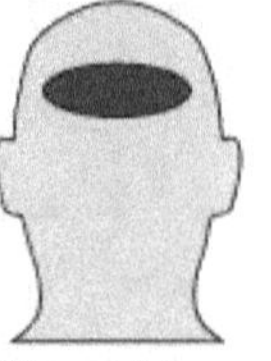
Tenasione

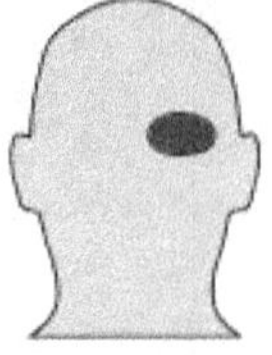
Grappolo

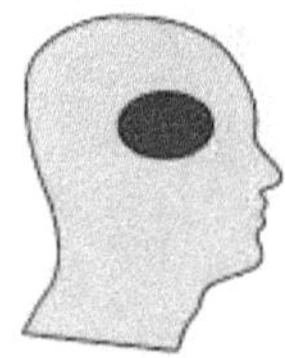
ATM

DATA:___________________ **TEMPO [ ]:**___________ ___________

☀	⛅	🌦	🌧	🌧	🌨	🌡
☐	☐	☐	☐	☐	☐	_______

Gravità del dolore

1	2	3	4	5	6	7	8	9	10

Grilletto

☐ Fame	☐ L'insonnia
☐ Luci luminose	☐ Malattia
☐ Caffè	☐ Stanchezza
☐ Stress al lavoro	☐ Odori/ Profumi
☐ Stress a casa	☐ Movimento
☐ Pasti saltati	☐ Affaticamento degli occhi
☐ Ansia	☐ _________________

Misure di soccorso

Farmaci	
Acqua	
Dormire	
Esercizio	
Altro	
Altro	

Note: _______________________________________

Libro di bordo dell'emicrania

Libro di bordo dell'emicrania

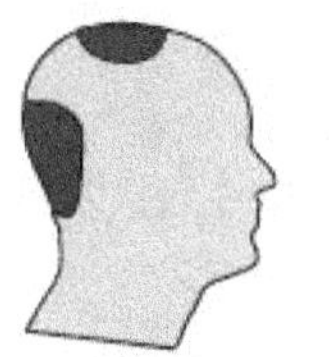 Collo
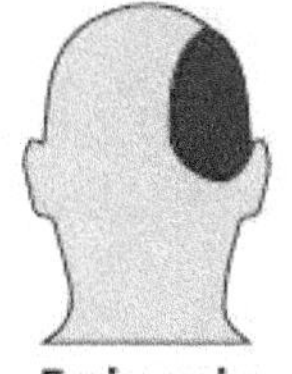 Emicrania
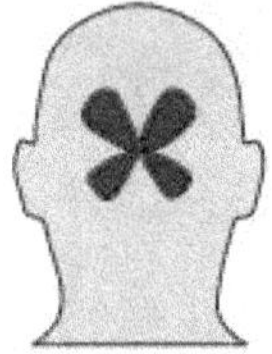 Sinus
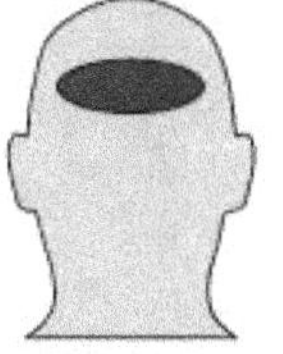 Tenasione
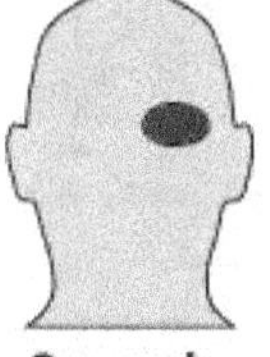 Grappolo
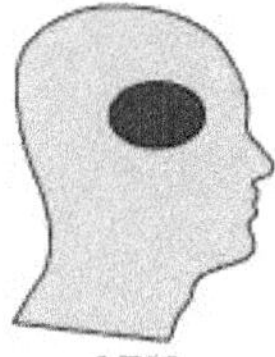 ATM

DATA:________________   TEMPO [ ]:________________ ________________

☐   ☐   ☐   ☐   ☐   ☐   ________________

Gravità del dolore

1	2	3	4	5	6	7	8	9	10

Grilletto

☐ Fame   ☐ L'insonnia

☐ Luci luminose   ☐ Malattia

☐ Caffè   ☐ Stanchezza

☐ Stress al lavoro   ☐ Odori/ Profumi

☐ Stress a casa   ☐ Movimento

☐ Pasti saltati   ☐ Affaticamento degli occhi

☐ Ansia   ☐ ________________

Misure di soccorso

Farmaci	
Acqua	
Dormire	
Esercizio	
Altro	
Altro	

Note: ________________

Libro di bordo dell'emicrania

Libro di bordo dell'emicrania

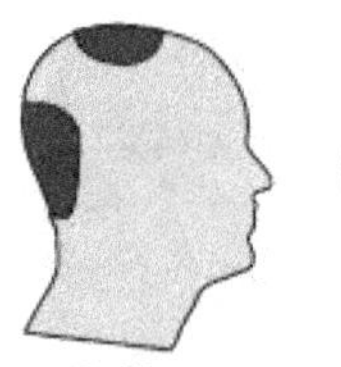 **Collo**
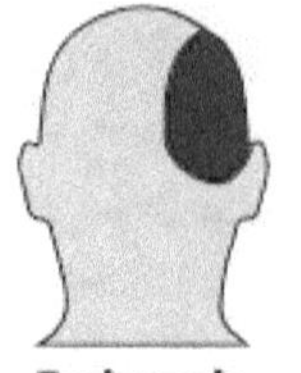 **Emicrania**
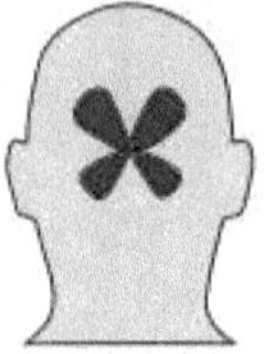 **Sinus**
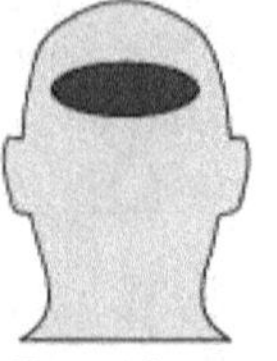 **Tenasione**
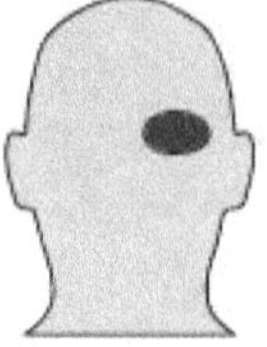 **Grappolo**
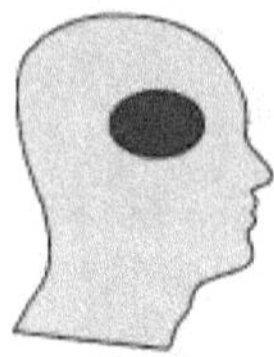 **ATM**

DATA:_________________________   TEMPO [ ]:_________________   ________________

1	2	3	4	5	6	7	8	9	10

Gravità del dolore

Grilletto

- ☐ Fame
- ☐ Luci luminose
- ☐ Caffè
- ☐ Stress al lavoro
- ☐ Stress a casa
- ☐ Pasti saltati
- ☐ Ansia
- ☐ L'insonnia
- ☐ Malattia
- ☐ Stanchezza
- ☐ Odori/ Profumi
- ☐ Movimento
- ☐ Affaticamento degli occhi
- ☐ _______________

Misure di soccorso

Farmaci	
Acqua	
Dormire	
Esercizio	
Altro	
Altro	

Note: ______________________________

Libro di bordo dell'emicrania

Libro di bordo dell'emicrania

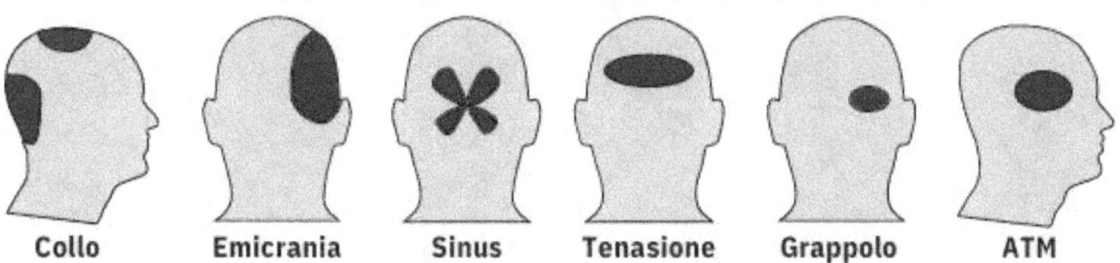

DATA:____________________ TEMPO [ ]:____________ ____________

☐ ☐ ☐ ☐ ☐ ☐ 🌡____________

Gravità del dolore

1	2	3	4	5	6	7	8	9	10

Grilletto

☐ Fame   ☐ L'insonnia

☐ Luci luminose   ☐ Malattia

☐ Caffè   ☐ Stanchezza

☐ Stress al lavoro ☐ Odori/ Profumi

☐ Stress a casa   ☐ Movimento

☐ Pasti saltati   ☐ Affaticamento degli occhi

☐ Ansia   ☐ ____________________

Misure di soccorso

Farmaci	
Acqua	
Dormire	
Esercizio	
Altro	
Altro	

Note: ____________________

Libro di bordo dell'emicrania

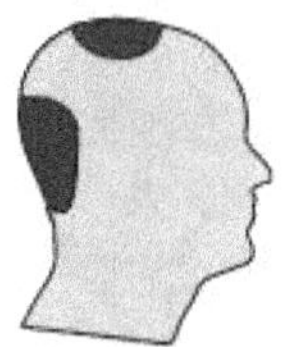

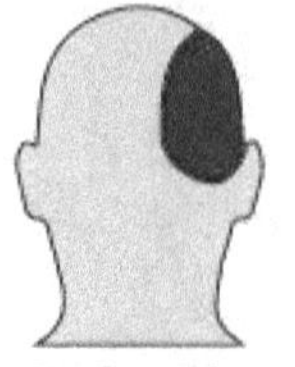

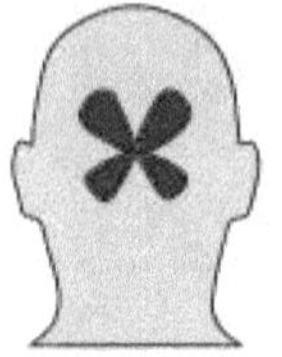

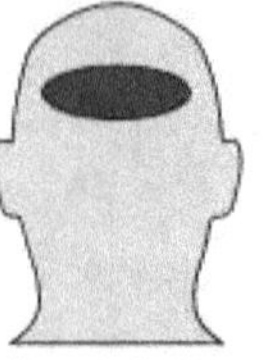

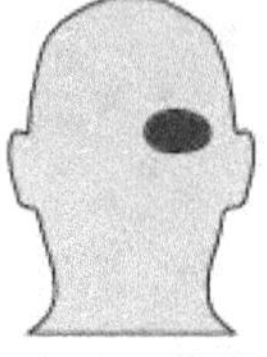

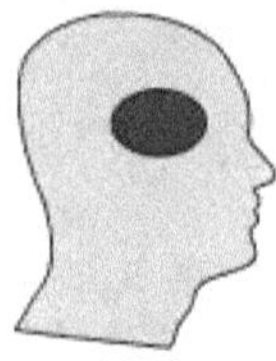

DATA:________________   TEMPO [ ]:____________ ____________

☐   ☐   ☐   ☐   ☐   ☐   __________

Gravità del dolore

1	2	3	4	5	6	7	8	9	10

Grilletto

☐ Fame

☐ Luci luminose

☐ Caffè

☐ Stress al lavoro

☐ Stress a casa

☐ Pasti saltati

☐ Ansia

☐ L'insonnia

☐ Malattia

☐ Stanchezza

☐ Odori/ Profumi

☐ Movimento

☐ Affaticamento degli occhi

☐ ________________

Misure di soccorso

Farmaci	
Acqua	
Dormire	
Esercizio	
Altro	
Altro	

Note: ____________________________

Libro di bordo dell'emicrania

Libro di bordo dell'emicrania

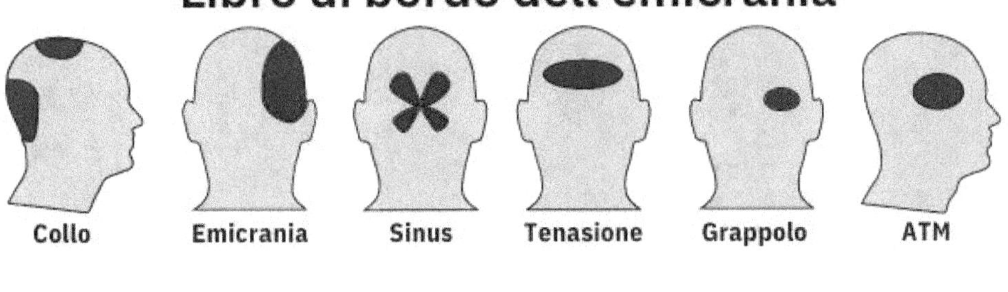

DATA:_______________   TEMPO [ ]:__________ __________

□ □ □ □ □ □   🌡 __________

Gravità del dolore

| 1 | 2 | 3 | 4 | 5 | 6 | 7 | 8 | 9 | 10 |

Grilletto

□ Fame		□ L'insonnia
□ Luci luminose		□ Malattia
□ Caffè		□ Stanchezza
□ Stress al lavoro		□ Odori/ Profumi
□ Stress a casa		□ Movimento
□ Pasti saltati		□ Affaticamento degli occhi
□ Ansia		□ ____________

Misure di soccorso

Farmaci	
Acqua	
Dormire	
Esercizio	
Altro	
Altro	

Note: ________________________________

Libro di bordo dell'emicrania

Libro di bordo dell'emicrania

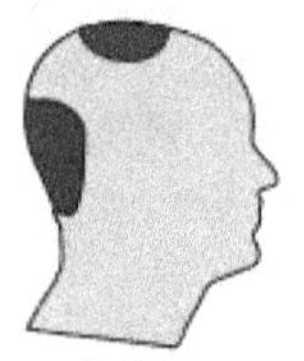 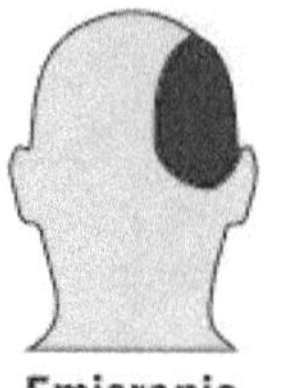 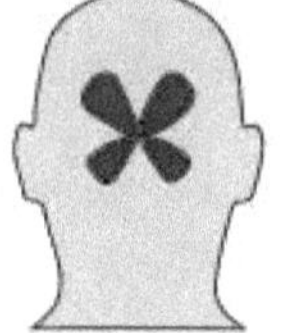 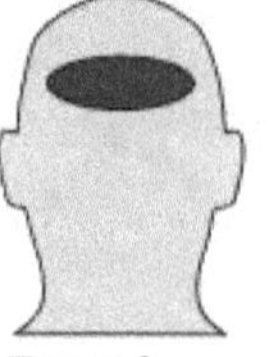 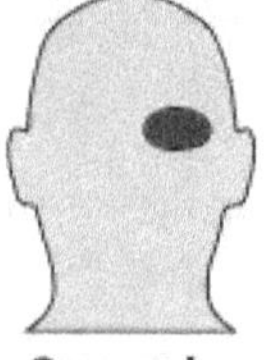 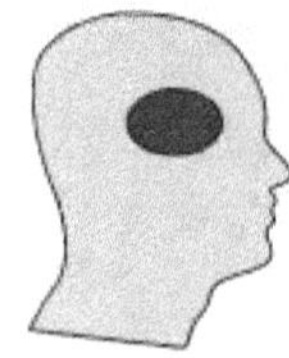

| Collo | Emicrania | Sinus | Tenasione | Grappolo | ATM |

DATA:________________ TEMPO [ ]:________________ ________

☐ ☐ ☐ ☐ ☐ ☐ 🌡________

Gravità del dolore

1	2	3	4	5	6	7	8	9	10

Grilletto

☐ Fame	☐ L'insonnia
☐ Luci luminose	☐ Malattia
☐ Caffè	☐ Stanchezza
☐ Stress al lavoro	☐ Odori/ Profumi
☐ Stress a casa	☐ Movimento
☐ Pasti saltati	☐ Affaticamento degli occhi
☐ Ansia	☐ ________________

Misure di soccorso

Farmaci	
Acqua	
Dormire	
Esercizio	
Altro	
Altro	

Note: ________________________________

Libro di bordo dell'emicrania

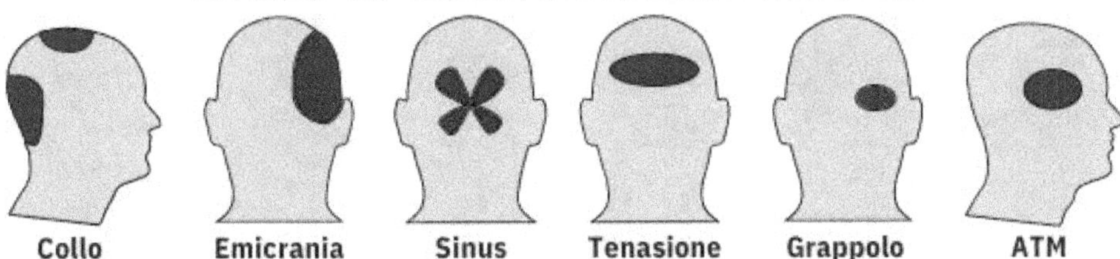

DATA:_______________   TEMPO [ ]:_______________   _______________

Temperatura: _______________

Gravità del dolore

1	2	3	4	5	6	7	8	9	10

Grilletto

☐ Fame   ☐ L'insonnia

☐ Luci luminose   ☐ Malattia

☐ Caffè   ☐ Stanchezza

☐ Stress al lavoro   ☐ Odori/ Profumi

☐ Stress a casa   ☐ Movimento

☐ Pasti saltati   ☐ Affaticamento degli occhi

☐ Ansia   ☐ _______________

Misure di soccorso

Farmaci	
Acqua	
Dormire	
Esercizio	
Altro	
Altro	

Note: _______________

Libro di bordo dell'emicrania

Libro di bordo dell'emicrania

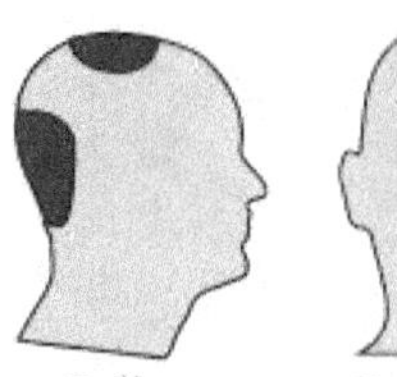 Collo 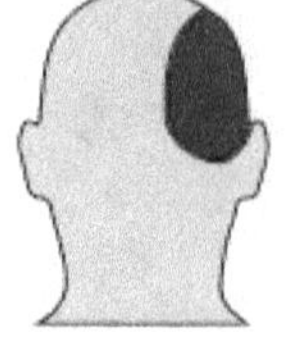 Emicrania 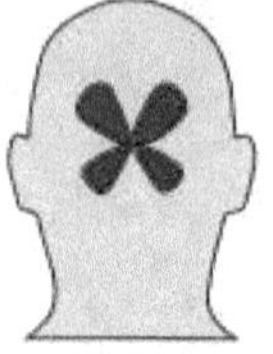 Sinus 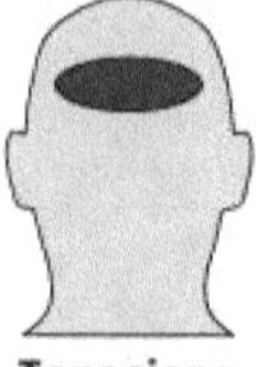 Tenasione 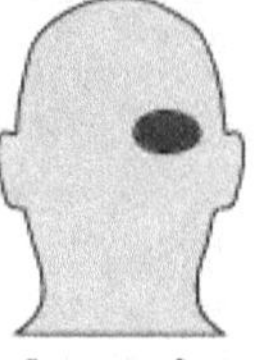 Grappolo 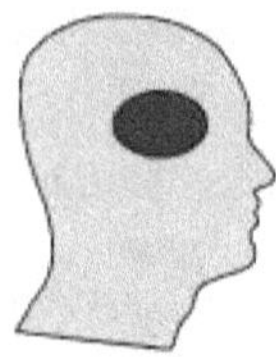 ATM

DATA:________________   TEMPO [ ]:________________

☐   ☐   ☐   ☐   ☐   ☐   🌡________

Gravità del dolore

1	2	3	4	5	6	7	8	9	10

Grilletto

☐ Fame		☐ L'insonnia	
☐ Luci luminose		☐ Malattia	
☐ Caffè		☐ Stanchezza	
☐ Stress al lavoro		☐ Odori/ Profumi	
☐ Stress a casa		☐ Movimento	
☐ Pasti saltati		☐ Affaticamento degli occhi	
☐ Ansia		☐ ________________	

Misure di soccorso

Farmaci	
Acqua	
Dormire	
Esercizio	
Altro	
Altro	

Note: ________________

Libro di bordo dell'emicrania

Libro di bordo dell'emicrania

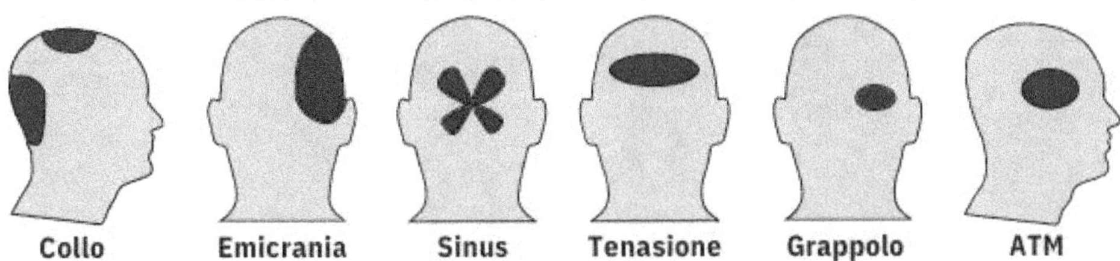

DATA:____________________   TEMPO [ ]:____________   ____________

☐ ☐ ☐ ☐ ☐ ☐ 🌡 ____________

Gravità del dolore

1	2	3	4	5	6	7	8	9	10

Grilletto

☐ Fame	☐ L'insonnia
☐ Luci luminose	☐ Malattia
☐ Caffè	☐ Stanchezza
☐ Stress al lavoro	☐ Odori/ Profumi
☐ Stress a casa	☐ Movimento
☐ Pasti saltati	☐ Affaticamento degli occhi
☐ Ansia	☐ ____________

Misure di soccorso

Farmaci	
Acqua	
Dormire	
Esercizio	
Altro	
Altro	

Note: ____________

Libro di bordo dell'emicrania

Libro di bordo dell'emicrania

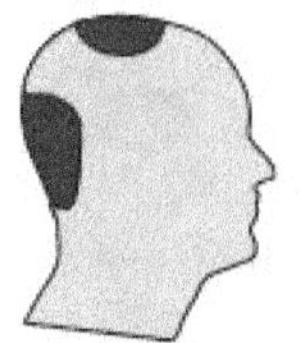

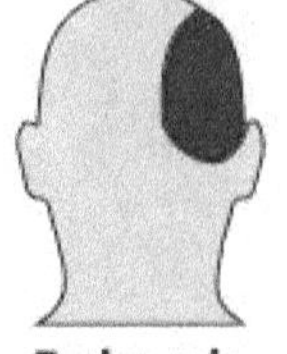

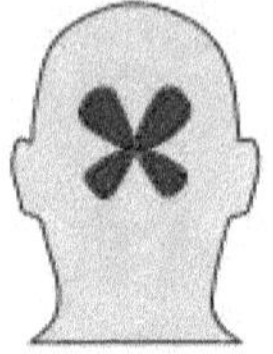

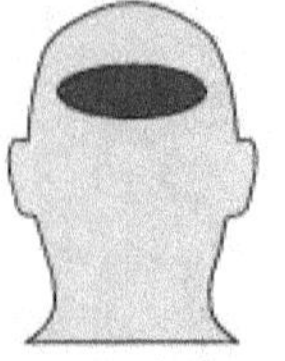

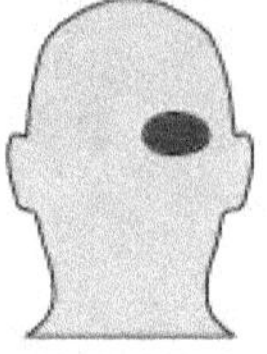

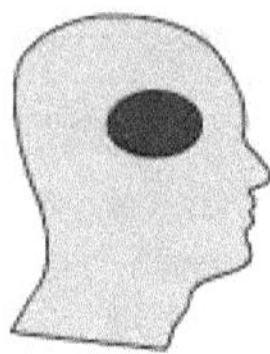

DATA:________________   TEMPO [ ]:________________

Gravità del dolore

1	2	3	4	5	6	7	8	9	10

Grilletto

- ☐ Fame
- ☐ Luci luminose
- ☐ Caffè
- ☐ Stress al lavoro
- ☐ Stress a casa
- ☐ Pasti saltati
- ☐ Ansia

- ☐ L'insonnia
- ☐ Malattia
- ☐ Stanchezza
- ☐ Odori/ Profumi
- ☐ Movimento
- ☐ Affaticamento degli occhi
- ☐ ________________

Misure di soccorso

Farmaci	
Acqua	
Dormire	
Esercizio	
Altro	
Altro	

Note: ________________

Libro di bordo dell'emicrania

Libro di bordo dell'emicrania

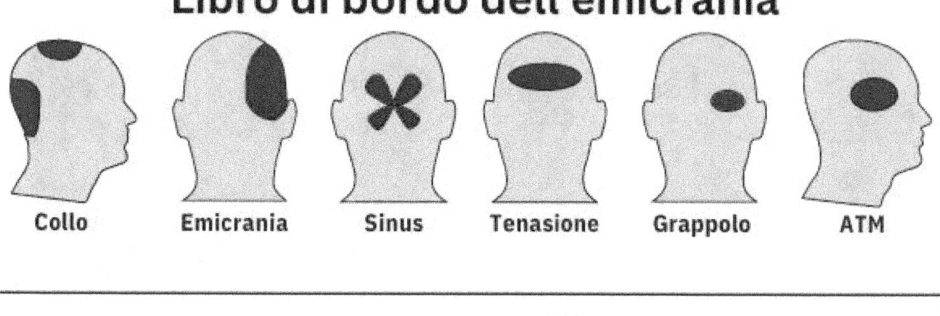

DATA:____________________   TEMPO [ ]:____________________   ____________________

☐   ☐   ☐   ☐   ☐   ☐

Gravità del dolore

1	2	3	4	5	6	7	8	9	10

Grilletto

☐ Fame   ☐ L'insonnia

☐ Luci luminose   ☐ Malattia

☐ Caffè   ☐ Stanchezza

☐ Stress al lavoro   ☐ Odori/ Profumi

☐ Stress a casa   ☐ Movimento

☐ Pasti saltati   ☐ Affaticamento degli occhi

☐ Ansia   ☐ ____________________

Misure di soccorso

Farmaci	
Acqua	
Dormire	
Esercizio	
Altro	
Altro	

Note: ____________________

Libro di bordo dell'emicrania

Libro di bordo dell'emicrania

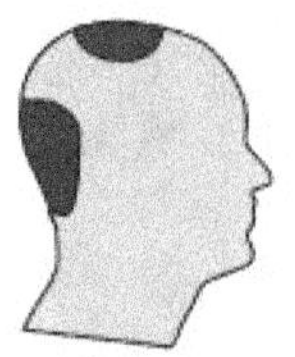 Collo

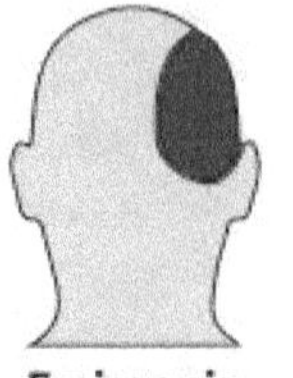 Emicrania

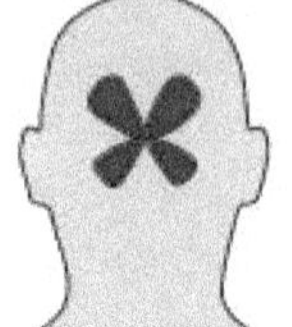 Sinus

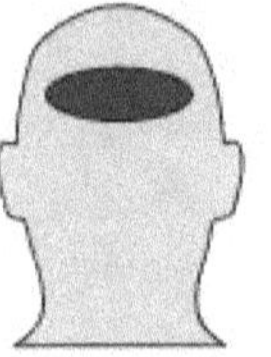 Tenasione

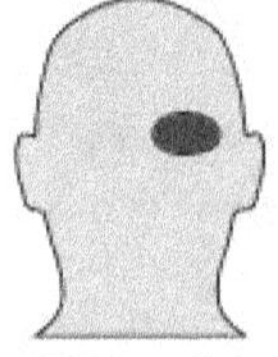 Grappolo

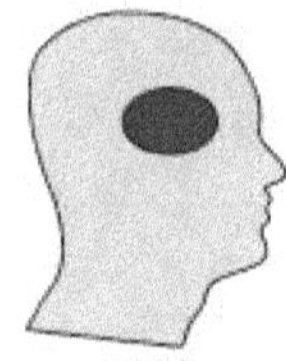 ATM

DATA:______________   TEMPO [ ]:______________

☐ ☐ ☐ ☐ ☐ ☐   ______________

Gravità del dolore

1	2	3	4	5	6	7	8	9	10

Grilletto

☐ Fame   ☐ L'insonnia

☐ Luci luminose   ☐ Malattia

☐ Caffè   ☐ Stanchezza

☐ Stress al lavoro   ☐ Odori/ Profumi

☐ Stress a casa   ☐ Movimento

☐ Pasti saltati   ☐ Affaticamento degli occhi

☐ Ansia   ☐ ______________

Misure di soccorso

Farmaci	
Acqua	
Dormire	
Esercizio	
Altro	
Altro	

Note: ______________

Libro di bordo dell'emicrania

Libro di bordo dell'emicrania

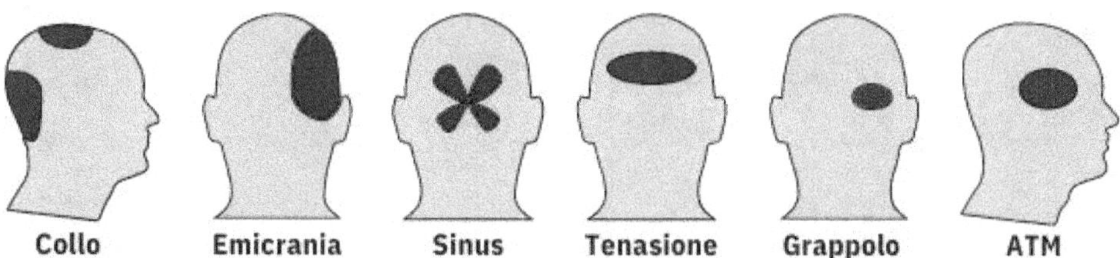

DATA:______________   TEMPO [ ]:__________ __________

☐ ☐ ☐ ☐ ☐ ☐   🌡️ ______

Gravità del dolore

1	2	3	4	5	6	7	8	9	10

Grilletto

☐ Fame   ☐ L'insonnia

☐ Luci luminose   ☐ Malattia

☐ Caffè   ☐ Stanchezza

☐ Stress al lavoro   ☐ Odori/ Profumi

☐ Stress a casa   ☐ Movimento

☐ Pasti saltati   ☐ Affaticamento degli occhi

☐ Ansia   ☐ ______________

Misure di soccorso

Farmaci	
Acqua	
Dormire	
Esercizio	
Altro	
Altro	

Note: ________________________________

Libro di bordo dell'emicrania

Libro di bordo dell'emicrania

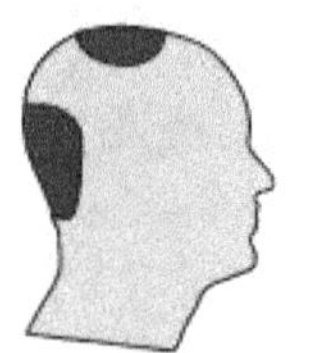 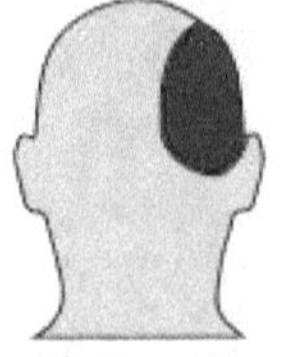 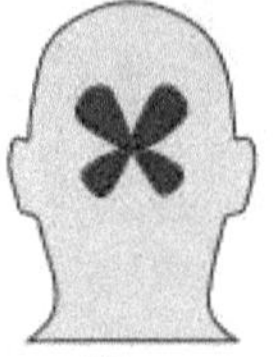 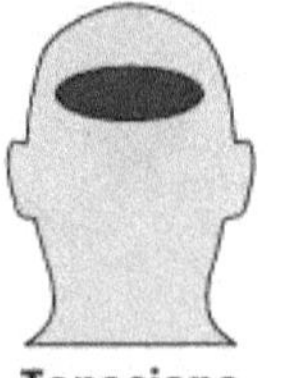 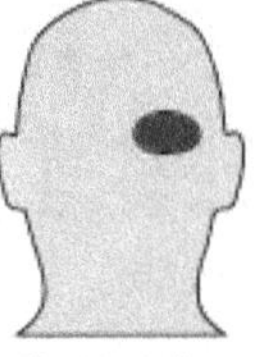 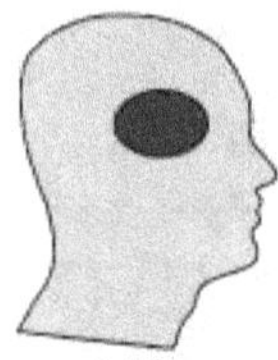

| Collo | Emicrania | Sinus | Tenasione | Grappolo | ATM |

DATA:_________________   **TEMPO [ ]:**___________   ___________

☐ ☐ ☐ ☐ ☐ ☐ 🌡___________

Gravità del dolore

1	2	3	4	5	6	7	8	9	10

Grilletto

☐ Fame   ☐ L'insonnia

☐ Luci luminose   ☐ Malattia

☐ Caffè   ☐ Stanchezza

☐ Stress al lavoro ☐ Odori/ Profumi

☐ Stress a casa   ☐ Movimento

☐ Pasti saltati   ☐ Affaticamento degli occhi

☐ Ansia   ☐ ___________________

Misure di soccorso

Farmaci	
Acqua	
Dormire	
Esercizio	
Altro	
Altro	

Note: _______________________________

Libro di bordo dell'emicrania

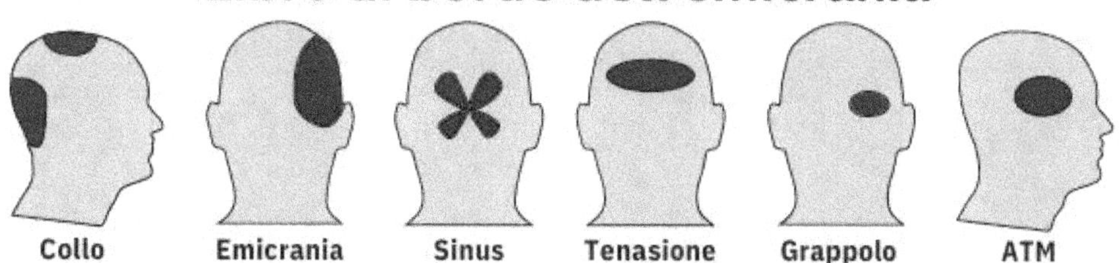

DATA:________________ TEMPO [ ]:__________ __________

☐ ☐ ☐ ☐ ☐ ☐

Gravità del dolore

1	2	3	4	5	6	7	8	9	10

Grilletto

☐ Fame	☐ L'insonnia
☐ Luci luminose	☐ Malattia
☐ Caffè	☐ Stanchezza
☐ Stress al lavoro	☐ Odori/ Profumi
☐ Stress a casa	☐ Movimento
☐ Pasti saltati	☐ Affaticamento degli occhi
☐ Ansia	☐ ________________

Misure di soccorso

Farmaci	
Acqua	
Dormire	
Esercizio	
Altro	
Altro	

Note: ________________

Libro di bordo dell'emicrania

Libro di bordo dell'emicrania

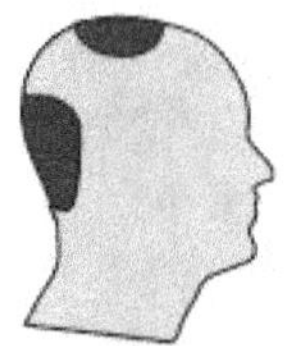

Collo

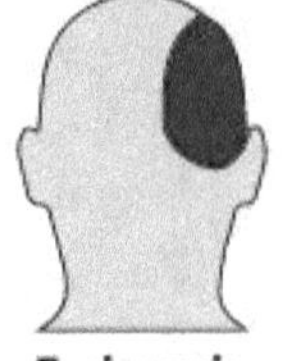

Emicrania

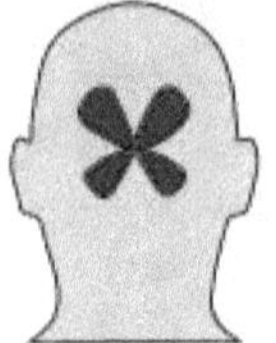

Sinus

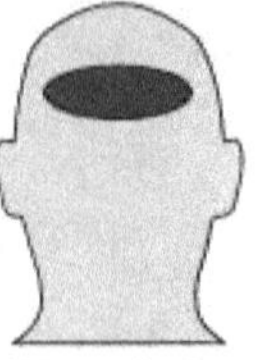

Tenasione

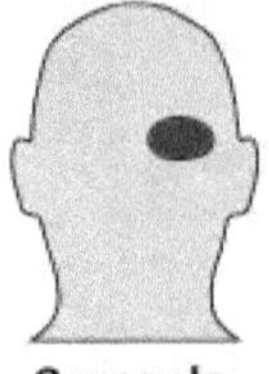

Grappolo

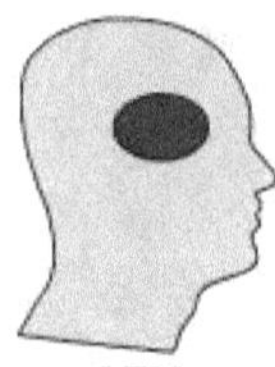

ATM

DATA:___________________   TEMPO [ ]:__________   __________

☐   ☐   ☐   ☐   ☐   ☐   🌡 __________

Gravità del dolore

1	2	3	4	5	6	7	8	9	10

Grilletto

☐ Fame
☐ Luci luminose
☐ Caffè
☐ Stress al lavoro
☐ Stress a casa
☐ Pasti saltati
☐ Ansia

☐ L'insonnia
☐ Malattia
☐ Stanchezza
☐ Odori/ Profumi
☐ Movimento
☐ Affaticamento degli occhi
☐ ___________________

Misure di soccorso

Farmaci	
Acqua	
Dormire	
Esercizio	
Altro	
Altro	

Note: ____

Libro di bordo dell'emicrania

Libro di bordo dell'emicrania

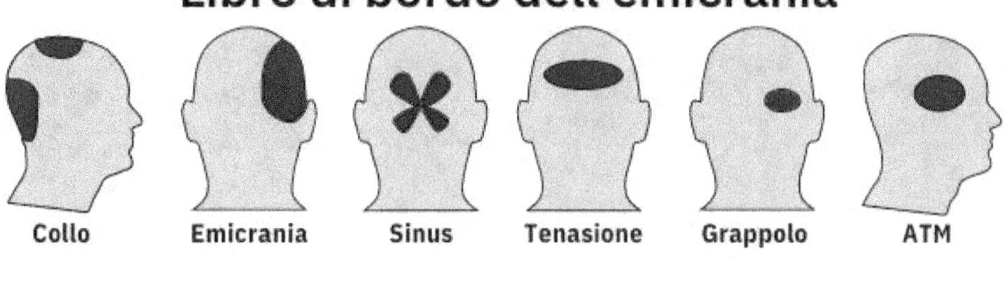

DATA:______________   TEMPO [ ]:__________   __________

☐   ☐   ☐   ☐   ☐   ☐   __________

Gravità del dolore

1	2	3	4	5	6	7	8	9	10

Grilletto

☐ Fame		☐ L'insonnia	
☐ Luci luminose		☐ Malattia	
☐ Caffè		☐ Stanchezza	
☐ Stress al lavoro		☐ Odori/ Profumi	
☐ Stress a casa		☐ Movimento	
☐ Pasti saltati		☐ Affaticamento degli occhi	
☐ Ansia		☐ ______________	

Misure di soccorso

Farmaci	
Acqua	
Dormire	
Esercizio	
Altro	
Altro	

Note: ______________________________

Libro di bordo dell'emicrania

Libro di bordo dell'emicrania

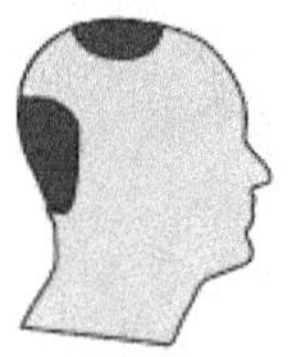 Collo
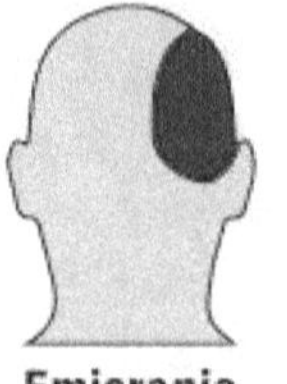 Emicrania
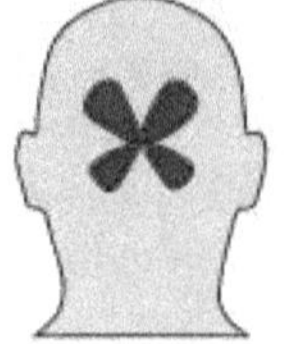 Sinus
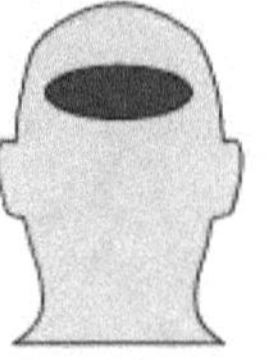 Tenasione
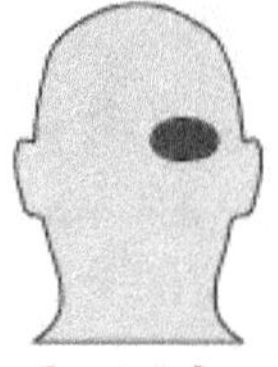 Grappolo
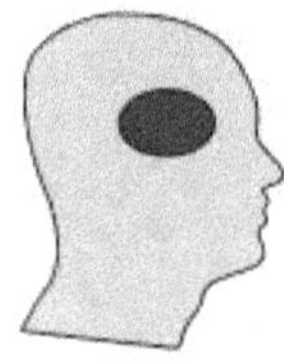 ATM

DATA:________________ TEMPO [ ]:____________ ____________

☐   ☐   ☐   ☐   ☐   ☐   ____________

Gravità del dolore

1	2	3	4	5	6	7	8	9	10

Grilletto

☐ Fame   ☐ L'insonnia
☐ Luci luminose   ☐ Malattia
☐ Caffè   ☐ Stanchezza
☐ Stress al lavoro   ☐ Odori/ Profumi
☐ Stress a casa   ☐ Movimento
☐ Pasti saltati   ☐ Affaticamento degli occhi
☐ Ansia   ☐ ________________

Misure di soccorso

Farmaci	
Acqua	
Dormire	
Esercizio	
Altro	
Altro	

Note: ________________________________

Libro di bordo dell'emicrania

Libro di bordo dell'emicrania

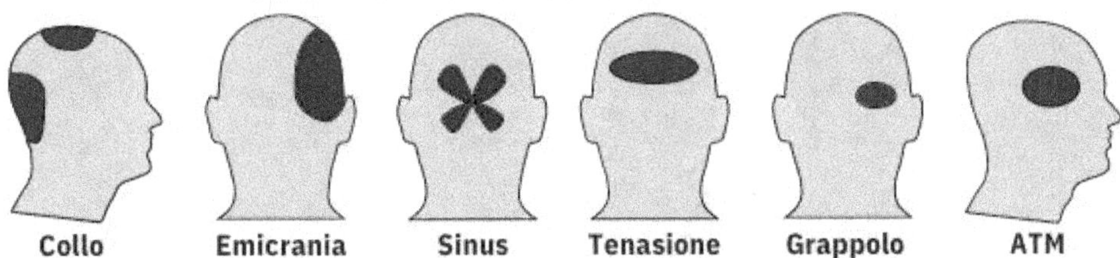

DATA:______________________   TEMPO [ ]:______________   ______________

☐   ☐   ☐   ☐   ☐   ☐   ______________

Gravità del dolore

1	2	3	4	5	6	7	8	9	10

Grilletto

☐ Fame	☐ L'insonnia
☐ Luci luminose	☐ Malattia
☐ Caffè	☐ Stanchezza
☐ Stress al lavoro	☐ Odori/ Profumi
☐ Stress a casa	☐ Movimento
☐ Pasti saltati	☐ Affaticamento degli occhi
☐ Ansia	☐ ______________

Misure di soccorso

Farmaci	
Acqua	
Dormire	
Esercizio	
Altro	
Altro	

Note: ______________________________________

Libro di bordo dell'emicrania

Libro di bordo dell'emicrania

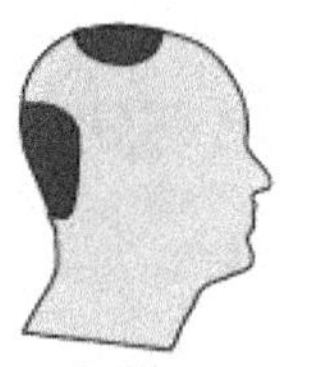

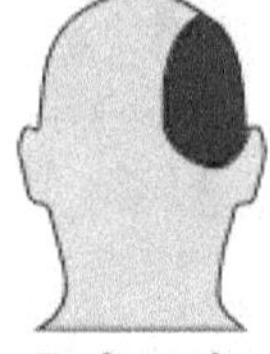

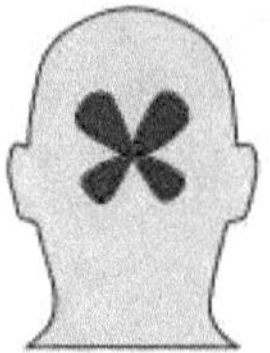

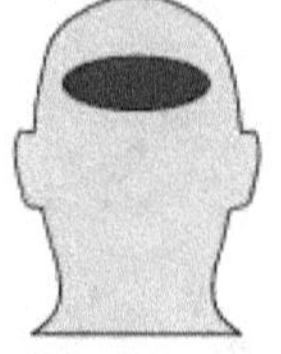

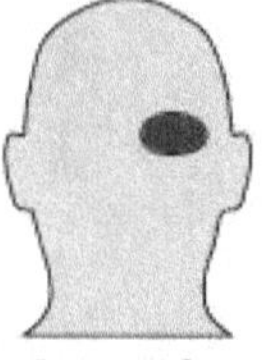

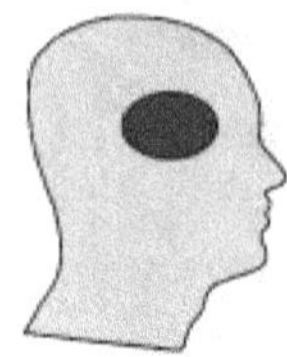

DATA:_________________   TEMPO [ ]:___________   ___________

Gravità del dolore

1	2	3	4	5	6	7	8	9	10

Grilletto

☐ Fame	☐ L'insonnia
☐ Luci luminose	☐ Malattia
☐ Caffè	☐ Stanchezza
☐ Stress al lavoro	☐ Odori/ Profumi
☐ Stress a casa	☐ Movimento
☐ Pasti saltati	☐ Affaticamento degli occhi
☐ Ansia	☐ _______________

Misure di soccorso

Farmaci	
Acqua	
Dormire	
Esercizio	
Altro	
Altro	

Note: _______________________________________

Libro di bordo dell'emicrania

Libro di bordo dell'emicrania

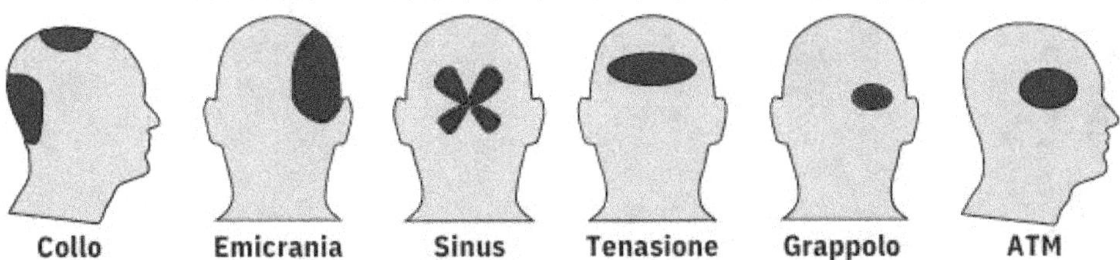

DATA:____________________   TEMPO [ ]:____________   ____________

☐   ☐   ☐   ☐   ☐   ☐   🌡 __________

Gravità del dolore

1	2	3	4	5	6	7	8	9	10

Grilletto

☐ Fame   ☐ L'insonnia

☐ Luci luminose   ☐ Malattia

☐ Caffè   ☐ Stanchezza

☐ Stress al lavoro   ☐ Odori/ Profumi

☐ Stress a casa   ☐ Movimento

☐ Pasti saltati   ☐ Affaticamento degli occhi

☐ Ansia   ☐ ________________

Misure di soccorso

Farmaci	
Acqua	
Dormire	
Esercizio	
Altro	
Altro	

Note: ________________

Libro di bordo dell'emicrania

Libro di bordo dell'emicrania

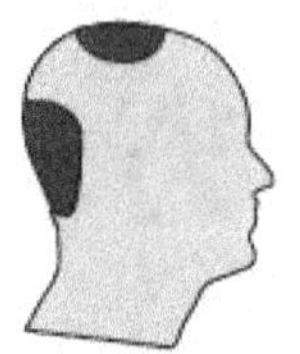 Collo
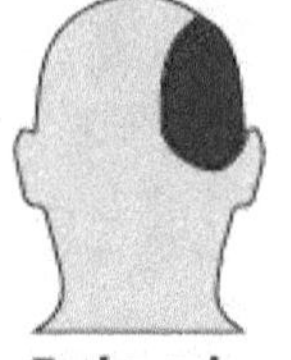 Emicrania
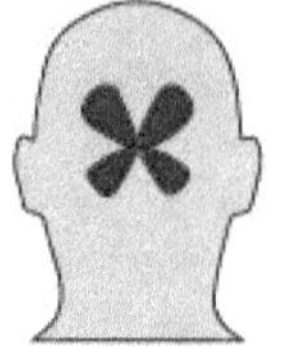 Sinus
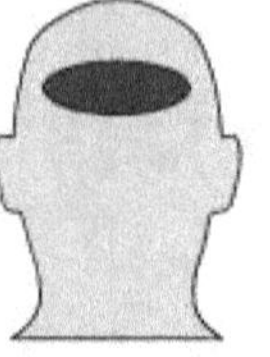 Tenasione
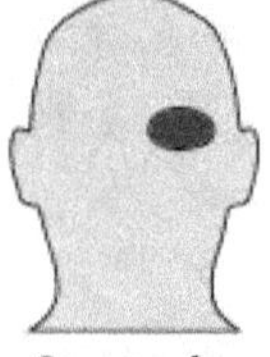 Grappolo
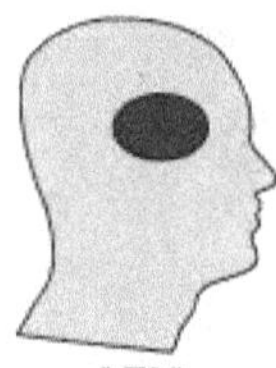 ATM

DATA:______________   TEMPO [ ]:____________ ____________

Gravità del dolore									
1	2	3	4	5	6	7	8	9	10

Grilletto

- ☐ Fame
- ☐ Luci luminose
- ☐ Caffè
- ☐ Stress al lavoro
- ☐ Stress a casa
- ☐ Pasti saltati
- ☐ Ansia

- ☐ L'insonnia
- ☐ Malattia
- ☐ Stanchezza
- ☐ Odori/ Profumi
- ☐ Movimento
- ☐ Affaticamento degli occhi
- ☐ ______________

Misure di soccorso

Farmaci	
Acqua	
Dormire	
Esercizio	
Altro	
Altro	

Note: ______________

Libro di bordo dell'emicrania

Libro di bordo dell'emicrania

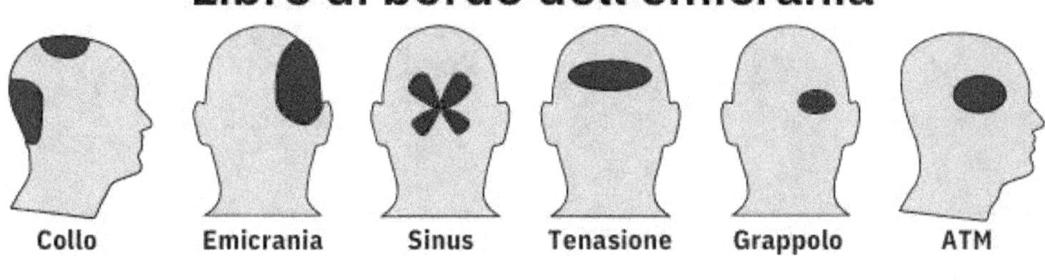

DATA:_______________   TEMPO [ ]:___________ ___________

☐ ☐ ☐ ☐ ☐ ☐ 🌡 __________

Gravità del dolore

1	2	3	4	5	6	7	8	9	10

Grilletto

☐ Fame	☐ L'insonnia
☐ Luci luminose	☐ Malattia
☐ Caffè	☐ Stanchezza
☐ Stress al lavoro	☐ Odori/ Profumi
☐ Stress a casa	☐ Movimento
☐ Pasti saltati	☐ Affaticamento degli occhi
☐ Ansia	☐ ______________

Misure di soccorso

Farmaci	
Acqua	
Dormire	
Esercizio	
Altro	
Altro	

Note: ______________________

Libro di bordo dell'emicrania

Libro di bordo dell'emicrania

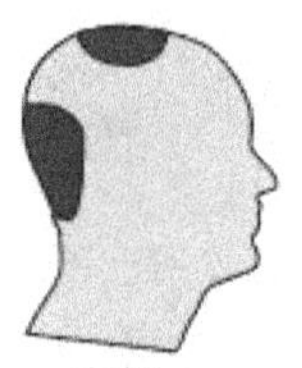 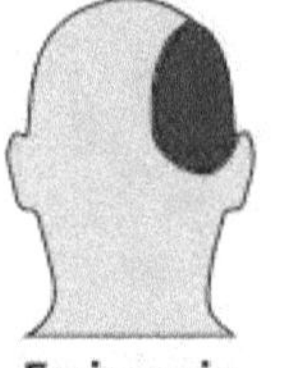 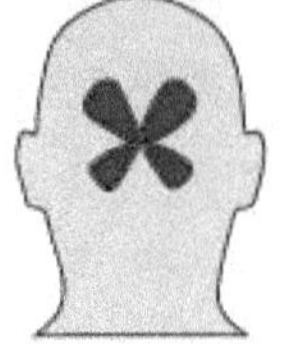 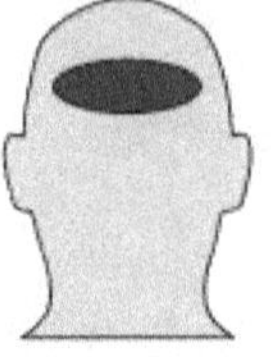 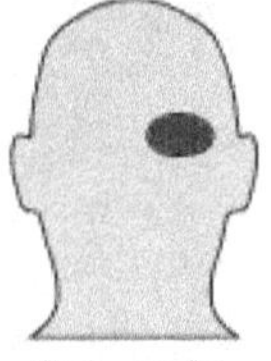 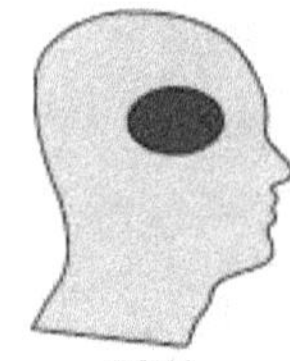

| Collo | Emicrania | Sinus | Tenasione | Grappolo | ATM |

DATA:______________   TEMPO [ ]:__________ __________

☀ ☐   ⛅ ☐   🌤 ☐   🌧 ☐   🌧 ☐   🌨 ☐   🌡 __________

Gravità del dolore

1	2	3	4	5	6	7	8	9	10

Grilletto

☐ Fame   ☐ L'insonnia

☐ Luci luminose   ☐ Malattia

☐ Caffè   ☐ Stanchezza

☐ Stress al lavoro   ☐ Odori/ Profumi

☐ Stress a casa   ☐ Movimento

☐ Pasti saltati   ☐ Affaticamento degli occhi

☐ Ansia   ☐ ________________

Misure di soccorso

Farmaci	
Acqua	
Dormire	
Esercizio	
Altro	
Altro	

Note: ________________

Libro di bordo dell'emicrania

Libro di bordo dell'emicrania

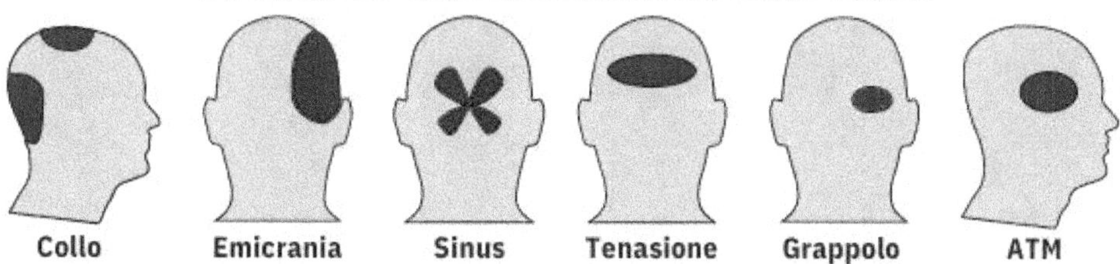

DATA:_______________   TEMPO [ ]:___________ ___________

☐ ☐ ☐ ☐ ☐ ☐   🌡 ___________

Gravità del dolore

1	2	3	4	5	6	7	8	9	10

Grilletto

☐ Fame	☐ L'insonnia
☐ Luci luminose	☐ Malattia
☐ Caffè	☐ Stanchezza
☐ Stress al lavoro	☐ Odori/ Profumi
☐ Stress a casa	☐ Movimento
☐ Pasti saltati	☐ Affaticamento degli occhi
☐ Ansia	☐ _____________

Misure di soccorso

Farmaci	
Acqua	
Dormire	
Esercizio	
Altro	
Altro	

Note: ___________________

Libro di bordo dell'emicrania

Libro di bordo dell'emicrania

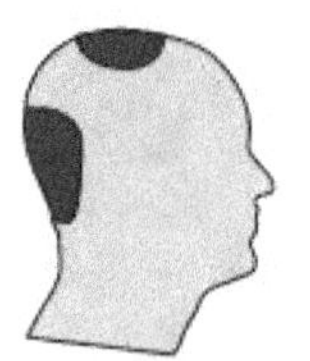
Collo

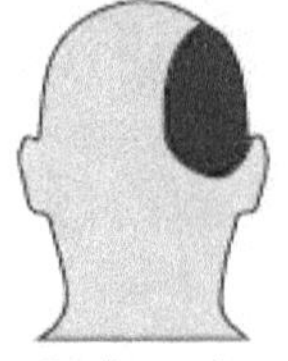
Emicrania

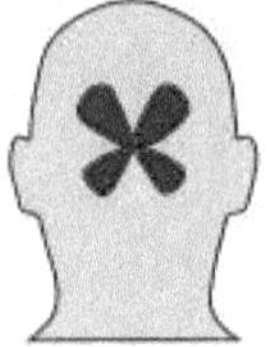
Sinus

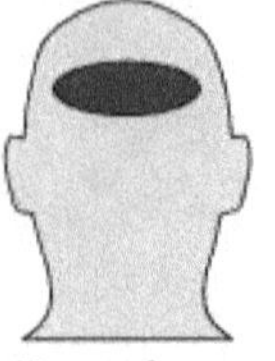
Tenasione

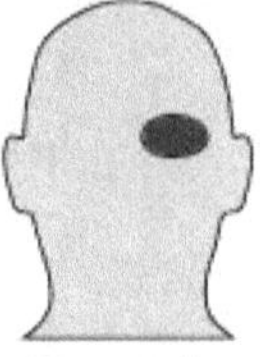
Grappolo

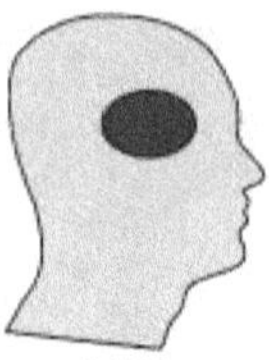
ATM

DATA:_______________ TEMPO [ ]:________________ ________

☐ ☐ ☐ ☐ ☐ ☐

Gravità del dolore

1	2	3	4	5	6	7	8	9	10

Grilletto

☐ Fame	☐ L'insonnia
☐ Luci luminose	☐ Malattia
☐ Caffè	☐ Stanchezza
☐ Stress al lavoro	☐ Odori/ Profumi
☐ Stress a casa	☐ Movimento
☐ Pasti saltati	☐ Affaticamento degli occhi
☐ Ansia	☐ _______________

Misure di soccorso

Farmaci	
Acqua	
Dormire	
Esercizio	
Altro	
Altro	

Note: _______________________________

Libro di bordo dell'emicrania

Libro di bordo dell'emicrania

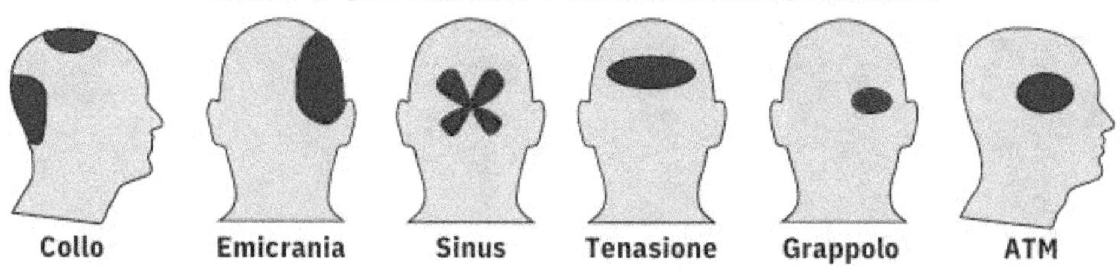

DATA:_______________ **TEMPO [ ]:**_______________ _______________

Gravità del dolore

1	2	3	4	5	6	7	8	9	10

Grilletto

☐ Fame	☐ L'insonnia
☐ Luci luminose	☐ Malattia
☐ Caffè	☐ Stanchezza
☐ Stress al lavoro	☐ Odori/ Profumi
☐ Stress a casa	☐ Movimento
☐ Pasti saltati	☐ Affaticamento degli occhi
☐ Ansia	☐ ______________

Misure di soccorso

Farmaci	
Acqua	
Dormire	
Esercizio	
Altro	
Altro	

Note: _______________________________________

Libro di bordo dell'emicrania

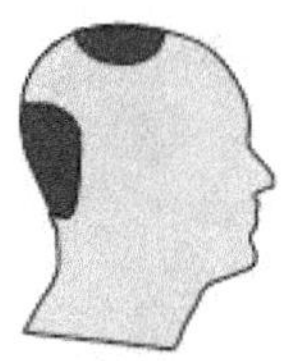 Collo
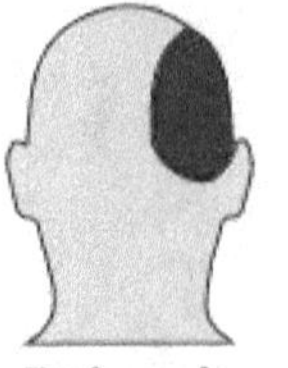 Emicrania
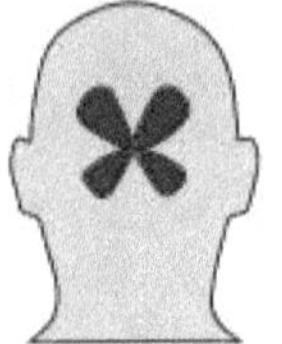 Sinus
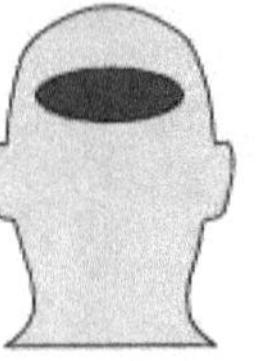 Tenasione
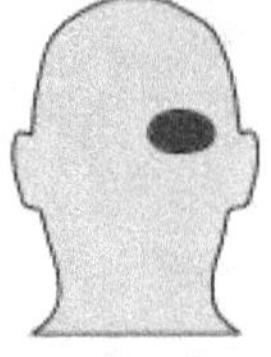 Grappolo
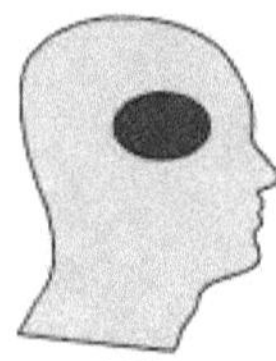 ATM

DATA:________________   TEMPO [ ]:____________ ____________

Gravità del dolore

1	2	3	4	5	6	7	8	9	10

Grilletto

- ☐ Fame
- ☐ Luci luminose
- ☐ Caffè
- ☐ Stress al lavoro
- ☐ Stress a casa
- ☐ Pasti saltati
- ☐ Ansia

- ☐ L'insonnia
- ☐ Malattia
- ☐ Stanchezza
- ☐ Odori/ Profumi
- ☐ Movimento
- ☐ Affaticamento degli occhi
- ☐ ________________

Misure di soccorso

Farmaci	
Acqua	
Dormire	
Esercizio	
Altro	
Altro	

Note: ________________________

Libro di bordo dell'emicrania

Libro di bordo dell'emicrania

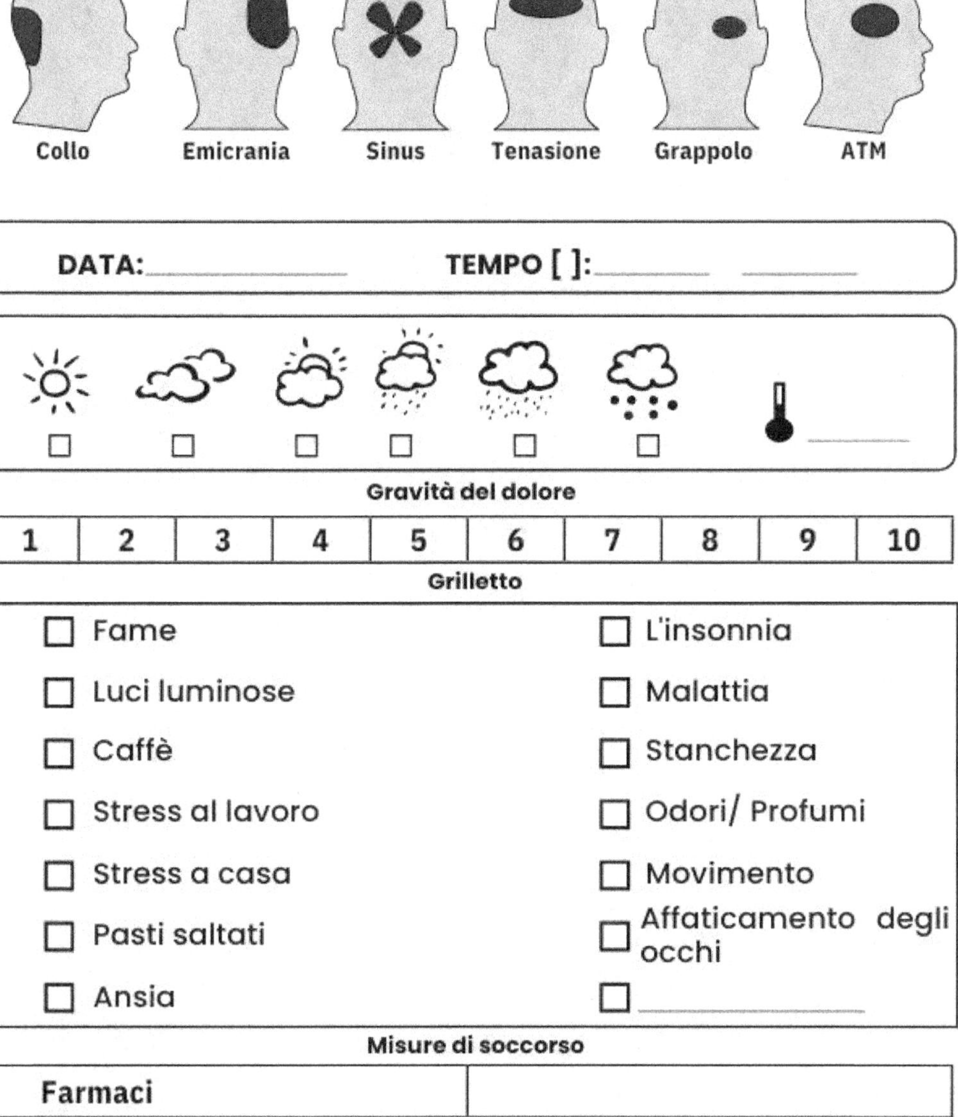

DATA:________________   TEMPO [ ]:__________   __________

Gravità del dolore

1	2	3	4	5	6	7	8	9	10

Grilletto

☐ Fame		☐ L'insonnia
☐ Luci luminose		☐ Malattia
☐ Caffè		☐ Stanchezza
☐ Stress al lavoro		☐ Odori/ Profumi
☐ Stress a casa		☐ Movimento
☐ Pasti saltati		☐ Affaticamento degli occhi
☐ Ansia		☐ ________________

Misure di soccorso

Farmaci	
Acqua	
Dormire	
Esercizio	
Altro	
Altro	

Note: ________________________________

Libro di bordo dell'emicrania

Libro di bordo dell'emicrania

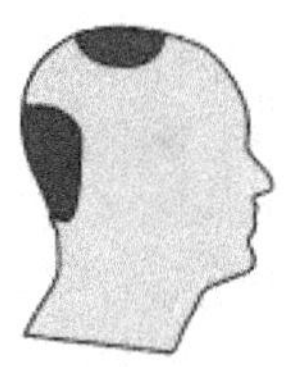
Collo
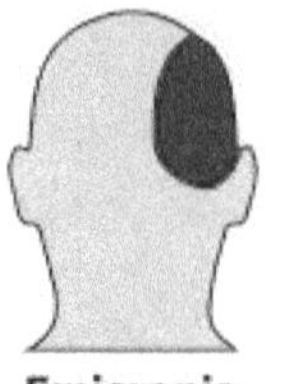
Emicrania
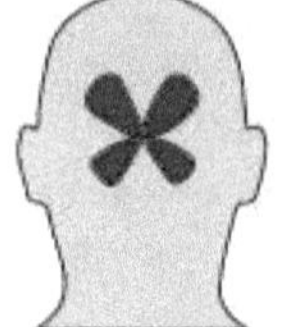
Sinus
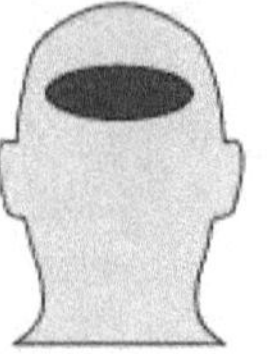
Tenasione
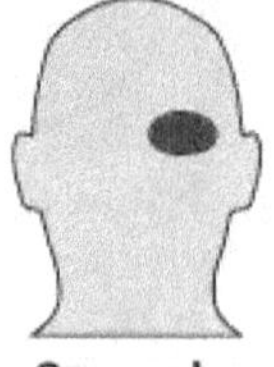
Grappolo
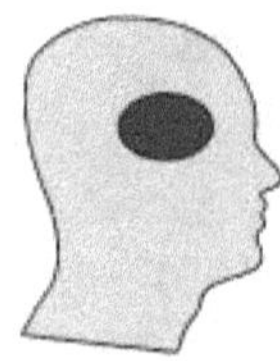
ATM

DATA: _____________   TEMPO [ ]: _____________ _____________

☐   ☐   ☐   ☐   ☐   ☐

Gravità del dolore

1	2	3	4	5	6	7	8	9	10

Grilletto

☐ Fame	☐ L'insonnia
☐ Luci luminose	☐ Malattia
☐ Caffè	☐ Stanchezza
☐ Stress al lavoro	☐ Odori/ Profumi
☐ Stress a casa	☐ Movimento
☐ Pasti saltati	☐ Affaticamento degli occhi
☐ Ansia	☐ _____________

Misure di soccorso

Farmaci	
Acqua	
Dormire	
Esercizio	
Altro	
Altro	

Note: _____________

Libro di bordo dell'emicrania

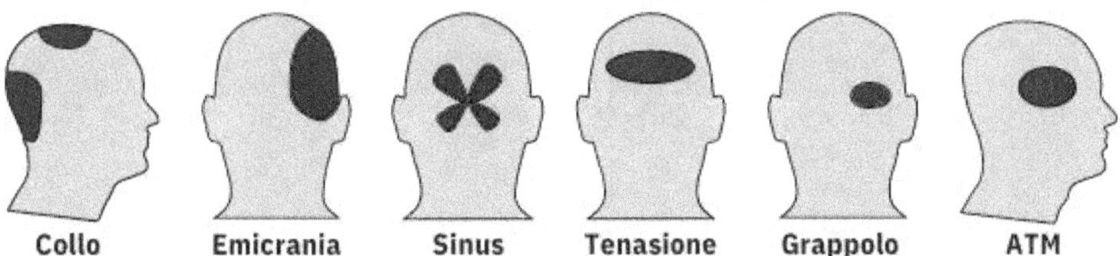

DATA:________________   TEMPO [ ]:____________ ____________

☐   ☐   ☐   ☐   ☐   ☐   __________

Gravità del dolore

1	2	3	4	5	6	7	8	9	10

Grilletto

☐ Fame	☐ L'insonnia
☐ Luci luminose	☐ Malattia
☐ Caffè	☐ Stanchezza
☐ Stress al lavoro	☐ Odori/ Profumi
☐ Stress a casa	☐ Movimento
☐ Pasti saltati	☐ Affaticamento degli occhi
☐ Ansia	☐ ________________

Misure di soccorso

Farmaci	
Acqua	
Dormire	
Esercizio	
Altro	
Altro	

Note: _______________________________

Libro di bordo dell'emicrania

Libro di bordo dell'emicrania

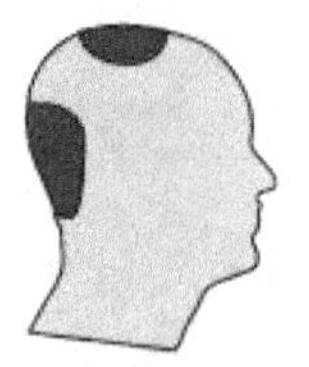 Collo

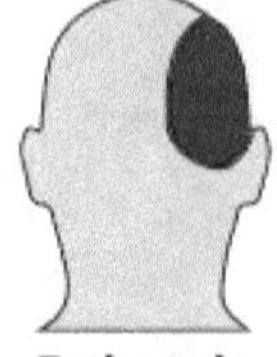 Emicrania

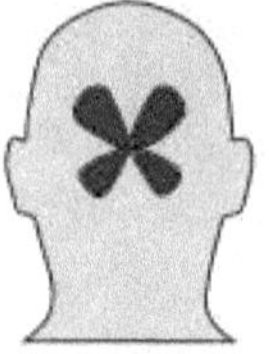 Sinus

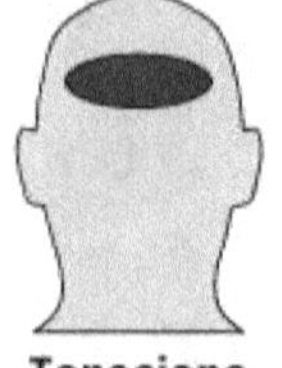 Tenasione

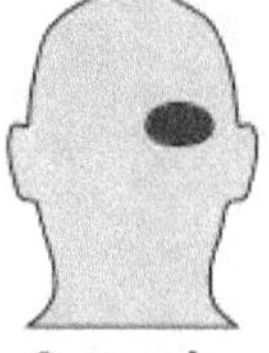 Grappolo

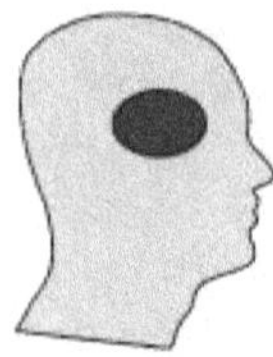 ATM

DATA:____________________ TEMPO [ ]:____________ ____________

☐ ☐ ☐ ☐ ☐ ☐

Gravità del dolore

1	2	3	4	5	6	7	8	9	10

Grilletto

☐ Fame ☐ L'insonnia

☐ Luci luminose ☐ Malattia

☐ Caffè ☐ Stanchezza

☐ Stress al lavoro ☐ Odori/ Profumi

☐ Stress a casa ☐ Movimento

☐ Pasti saltati ☐ Affaticamento degli occhi

☐ Ansia ☐ ____________

Misure di soccorso

Farmaci	
Acqua	
Dormire	
Esercizio	
Altro	
Altro	

Note: ________________________________

Libro di bordo dell'emicrania

Libro di bordo dell'emicrania

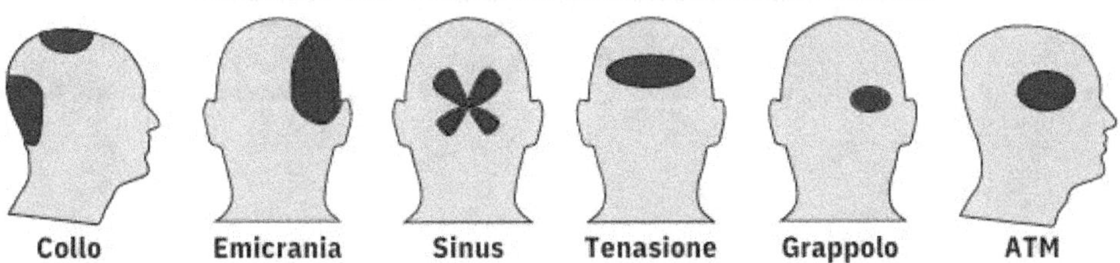

DATA:______________________ TEMPO [ ]:______________ ______________

□ □ □ □ □ □ 🌡 ________

Gravità del dolore

1	2	3	4	5	6	7	8	9	10

Grilletto

□ Fame

□ Luci luminose

□ Caffè

□ Stress al lavoro

□ Stress a casa

□ Pasti saltati

□ Ansia

□ L'insonnia

□ Malattia

□ Stanchezza

□ Odori/ Profumi

□ Movimento

□ Affaticamento degli occhi

□ ________________

Misure di soccorso

Farmaci	
Acqua	
Dormire	
Esercizio	
Altro	
Altro	

Note: _______________

Libro di bordo dell'emicrania

Libro di bordo dell'emicrania

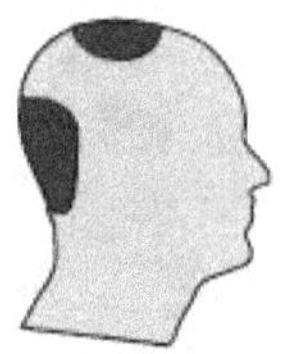
Collo

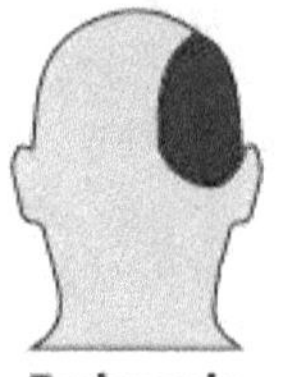
Emicrania

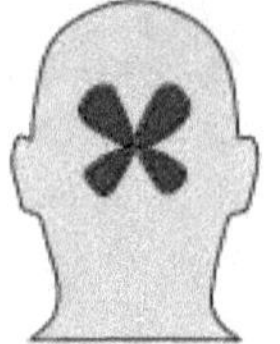
Sinus

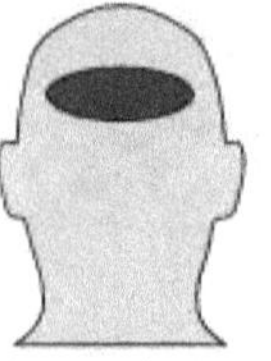
Tenasione

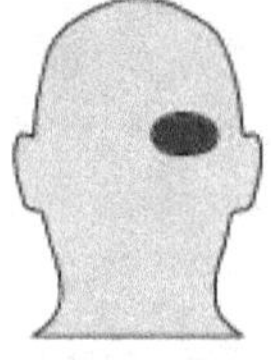
Grappolo

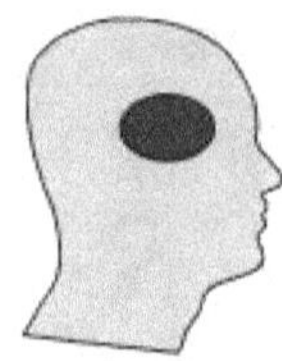
ATM

DATA:________________ TEMPO [ ]:__________ __________

☐ ☐ ☐ ☐ ☐ ☐ 🌡 __________

Gravità del dolore

1	2	3	4	5	6	7	8	9	10

Grilletto

☐ Fame ☐ L'insonnia

☐ Luci luminose ☐ Malattia

☐ Caffè ☐ Stanchezza

☐ Stress al lavoro ☐ Odori/ Profumi

☐ Stress a casa ☐ Movimento

☐ Pasti saltati ☐ Affaticamento degli occhi

☐ Ansia ☐ ________________

Misure di soccorso

Farmaci	
Acqua	
Dormire	
Esercizio	
Altro	
Altro	

Note: ________________

Libro di bordo dell'emicrania

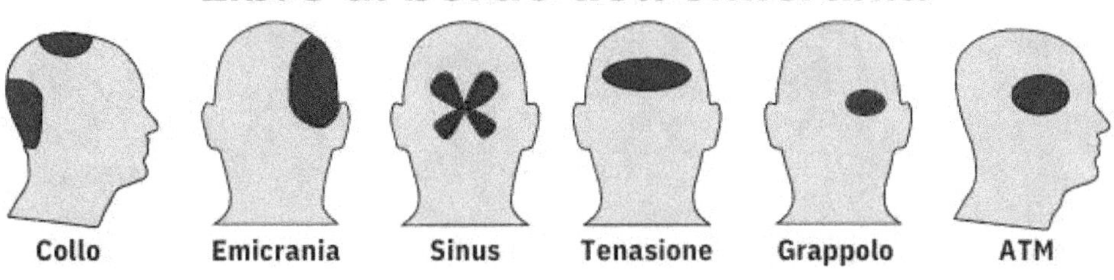

DATA:________________   TEMPO [ ]:____________   ____________

Gravità del dolore

1	2	3	4	5	6	7	8	9	10

Grilletto

- ☐ Fame
- ☐ Luci luminose
- ☐ Caffè
- ☐ Stress al lavoro
- ☐ Stress a casa
- ☐ Pasti saltati
- ☐ Ansia

- ☐ L'insonnia
- ☐ Malattia
- ☐ Stanchezza
- ☐ Odori/ Profumi
- ☐ Movimento
- ☐ Affaticamento degli occhi
- ☐ ________________

Misure di soccorso

Farmaci	
Acqua	
Dormire	
Esercizio	
Altro	
Altro	

Note: ________________________________

Libro di bordo dell'emicrania

Libro di bordo dell'emicrania

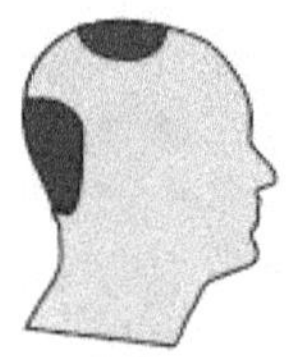
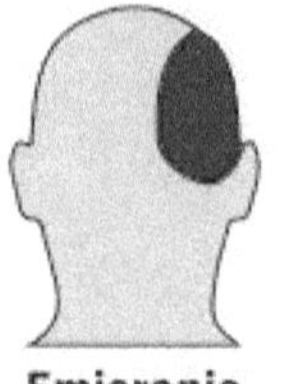
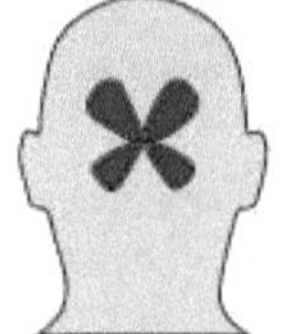
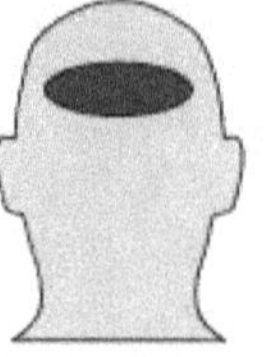
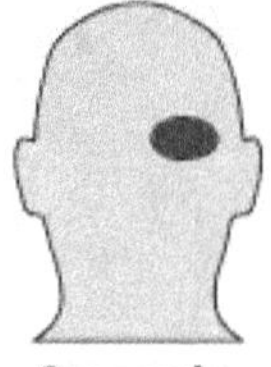
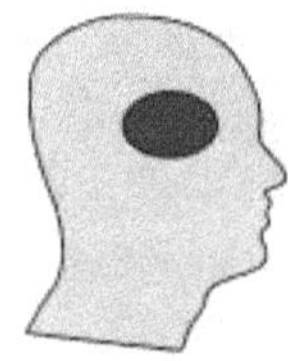

| Collo | Emicrania | Sinus | Tenasione | Grappolo | ATM |

DATA:______________ **TEMPO [ ]:**__________ __________

☐   ☐   ☐   ☐   ☐   ☐   🌡 __________

Gravità del dolore

1	2	3	4	5	6	7	8	9	10

Grilletto

☐ Fame	☐ L'insonnia
☐ Luci luminose	☐ Malattia
☐ Caffè	☐ Stanchezza
☐ Stress al lavoro	☐ Odori/ Profumi
☐ Stress a casa	☐ Movimento
☐ Pasti saltati	☐ Affaticamento degli occhi
☐ Ansia	☐ ______________

Misure di soccorso

Farmaci	
Acqua	
Dormire	
Esercizio	
Altro	
Altro	

Note: ______________________

Libro di bordo dell'emicrania

Libro di bordo dell'emicrania

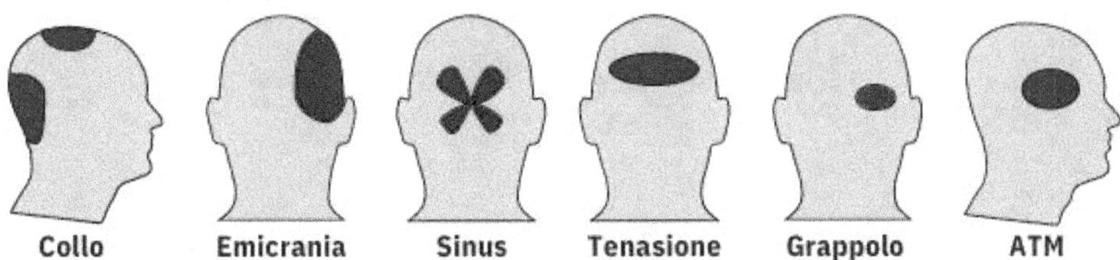

DATA:________________   TEMPO [ ]:__________   __________

☐   ☐   ☐   ☐   ☐   ☐   __________

Gravità del dolore

1	2	3	4	5	6	7	8	9	10

Grilletto

☐ Fame		☐ L'insonnia
☐ Luci luminose		☐ Malattia
☐ Caffè		☐ Stanchezza
☐ Stress al lavoro		☐ Odori/ Profumi
☐ Stress a casa		☐ Movimento
☐ Pasti saltati		☐ Affaticamento degli occhi
☐ Ansia		☐ ________________

Misure di soccorso

Farmaci	
Acqua	
Dormire	
Esercizio	
Altro	
Altro	

Note: ____

Libro di bordo dell'emicrania

Libro di bordo dell'emicrania

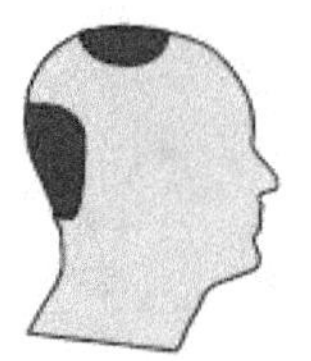
Collo

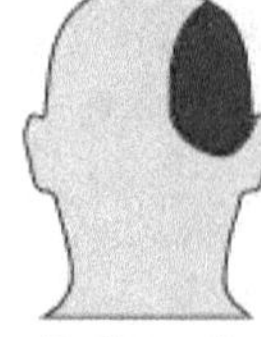
Emicrania

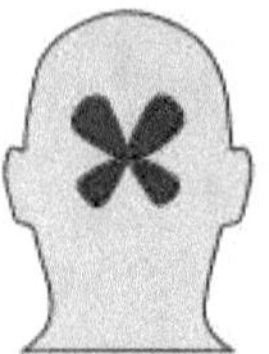
Sinus

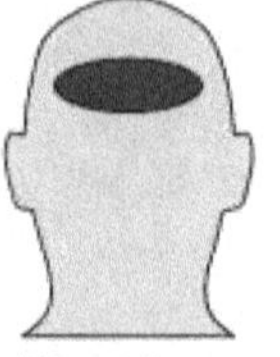
Tenasione

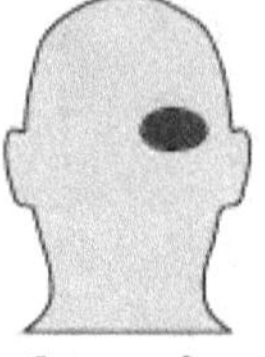
Grappolo

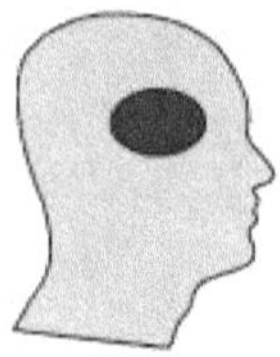
ATM

DATA:_________________   TEMPO [ ]:__________   __________

☐   ☐   ☐   ☐   ☐   ☐

Gravità del dolore

1	2	3	4	5	6	7	8	9	10

Grilletto

☐ Fame   ☐ L'insonnia

☐ Luci luminose   ☐ Malattia

☐ Caffè   ☐ Stanchezza

☐ Stress al lavoro   ☐ Odori/ Profumi

☐ Stress a casa   ☐ Movimento

☐ Pasti saltati   ☐ Affaticamento degli occhi

☐ Ansia   ☐ _______________

Misure di soccorso

Farmaci	
Acqua	
Dormire	
Esercizio	
Altro	
Altro	

Note: _______________________________________

Libro di bordo dell'emicrania

Libro di bordo dell'emicrania

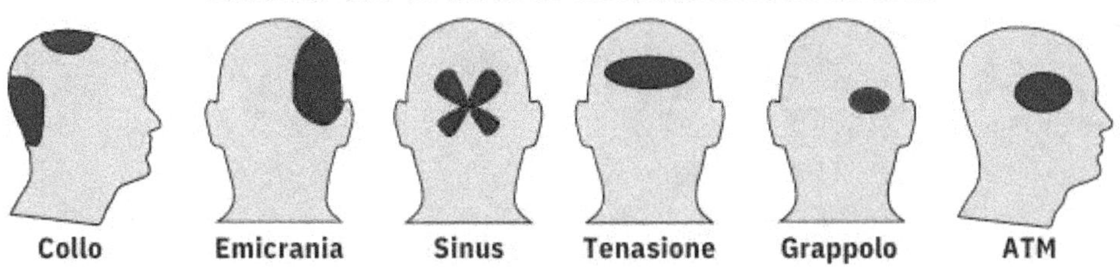

DATA:____________________   TEMPO [ ]:______________   ______________

☐ ☐ ☐ ☐ ☐ ☐ 🌡 ____________

Gravità del dolore

1	2	3	4	5	6	7	8	9	10

Grilletto

☐ Fame	☐ L'insonnia
☐ Luci luminose	☐ Malattia
☐ Caffè	☐ Stanchezza
☐ Stress al lavoro	☐ Odori/ Profumi
☐ Stress a casa	☐ Movimento
☐ Pasti saltati	☐ Affaticamento degli occhi
☐ Ansia	☐ ____________________

Misure di soccorso

Farmaci	
Acqua	
Dormire	
Esercizio	
Altro	
Altro	

Note: ____________________

Libro di bordo dell'emicrania

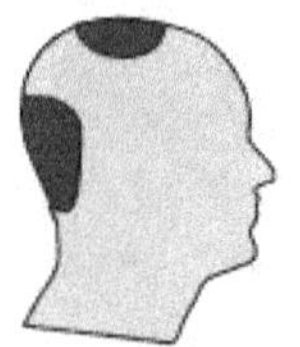
Collo

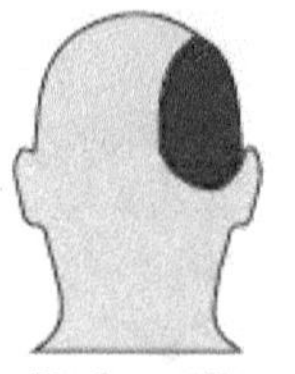
Emicrania

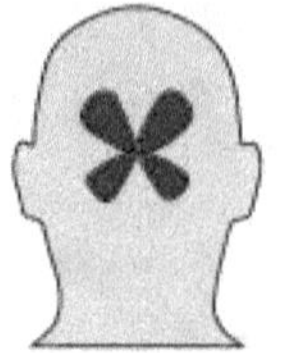
Sinus

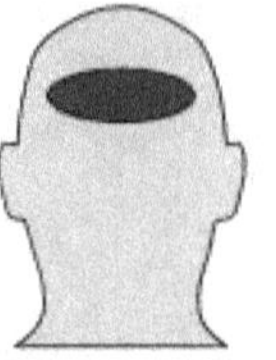
Tenasione

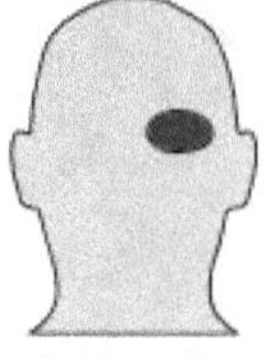
Grappolo

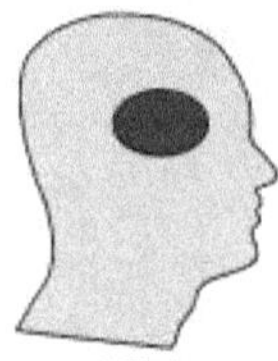
ATM

DATA:_____________ TEMPO [ ]:__________ __________

☐ ☐ ☐ ☐ ☐ ☐

Gravità del dolore

1	2	3	4	5	6	7	8	9	10

Grilletto

☐ Fame ☐ L'insonnia

☐ Luci luminose ☐ Malattia

☐ Caffè ☐ Stanchezza

☐ Stress al lavoro ☐ Odori/ Profumi

☐ Stress a casa ☐ Movimento

☐ Pasti saltati ☐ Affaticamento degli occhi

☐ Ansia ☐ _____________

Misure di soccorso

Farmaci	
Acqua	
Dormire	
Esercizio	
Altro	
Altro	

Note: _____________________________

Libro di bordo dell'emicrania

Libro di bordo dell'emicrania

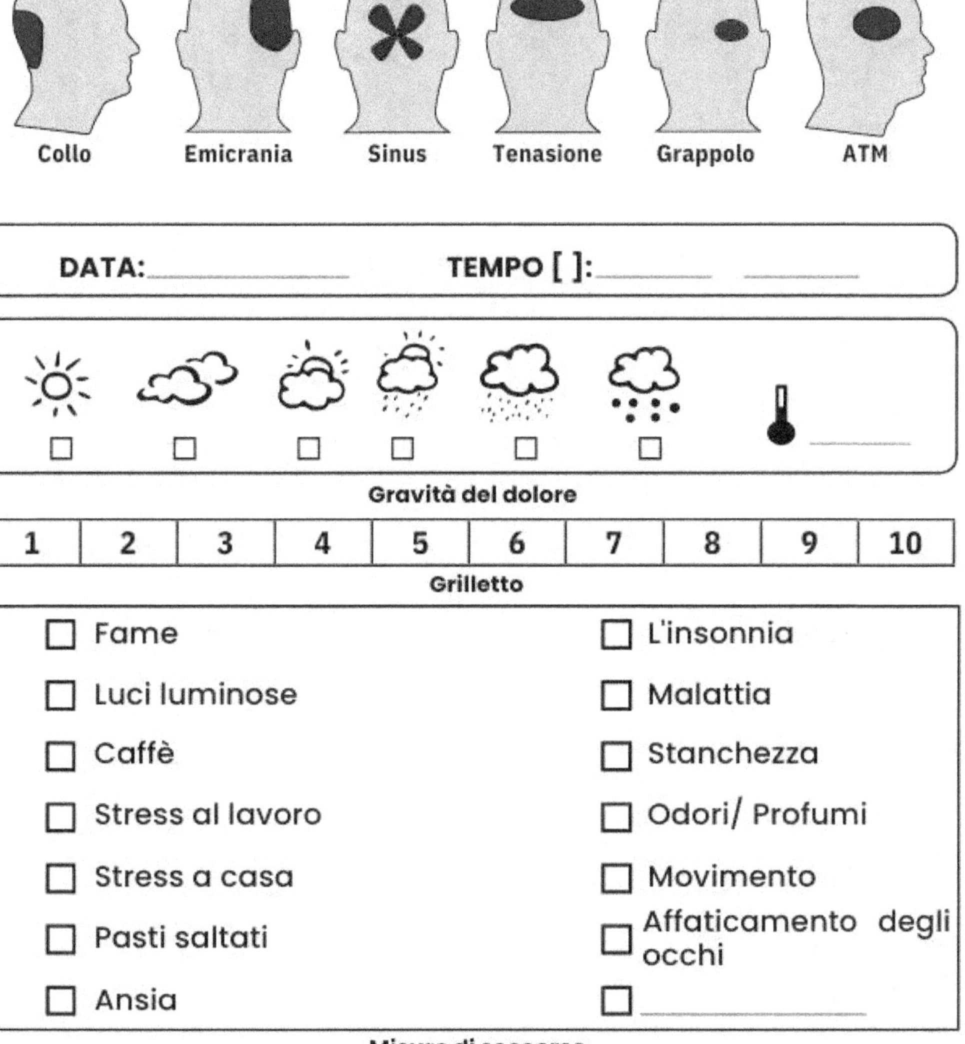

Misure di soccorso

Farmaci	
Acqua	
Dormire	
Esercizio	
Altro	
Altro	

Note:

Libro di bordo dell'emicrania

Libro di bordo dell'emicrania

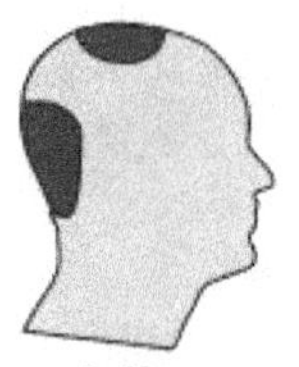
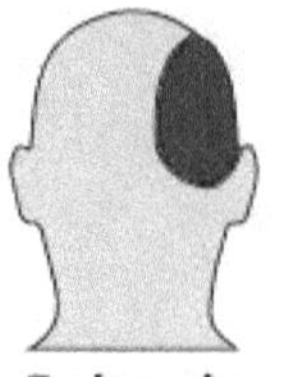
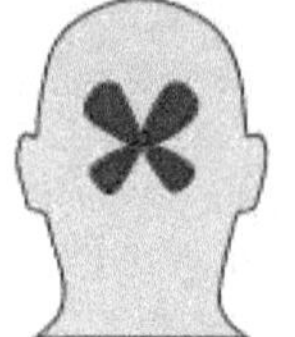
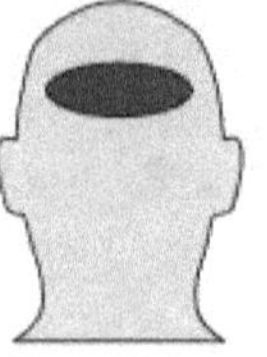
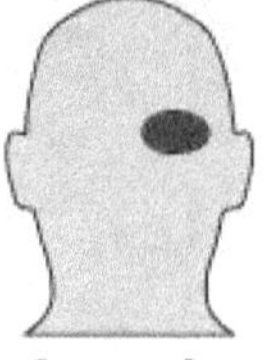
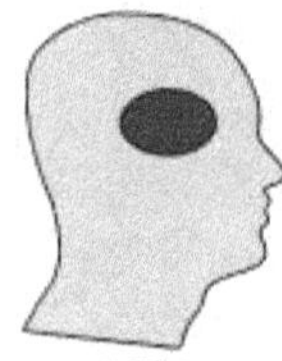

Collo	Emicrania	Sinus	Tenasione	Grappolo	ATM

DATA: _______________ **TEMPO [ ]:** _______________ _______________

☐ ☐ ☐ ☐ ☐ ☐ 🌡 _______________

Gravità del dolore

1	2	3	4	5	6	7	8	9	10

Grilletto

☐ Fame   ☐ L'insonnia

☐ Luci luminose   ☐ Malattia

☐ Caffè   ☐ Stanchezza

☐ Stress al lavoro   ☐ Odori/ Profumi

☐ Stress a casa   ☐ Movimento

☐ Pasti saltati   ☐ Affaticamento degli occhi

☐ Ansia   ☐ _______________

Misure di soccorso

Farmaci	
Acqua	
Dormire	
Esercizio	
Altro	
Altro	

Note: _______________

Libro di bordo dell'emicrania

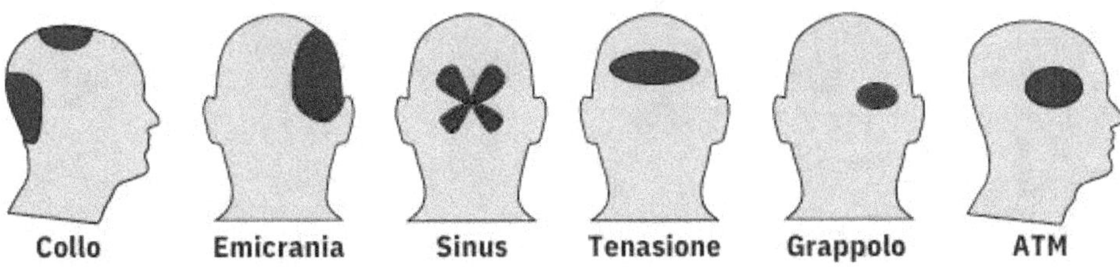

DATA:____________________   TEMPO [ ]:____________   ____________

☐   ☐   ☐   ☐   ☐   ☐

Gravità del dolore

1	2	3	4	5	6	7	8	9	10

Grilletto

☐ Fame   ☐ L'insonnia

☐ Luci luminose   ☐ Malattia

☐ Caffè   ☐ Stanchezza

☐ Stress al lavoro   ☐ Odori/ Profumi

☐ Stress a casa   ☐ Movimento

☐ Pasti saltati   ☐ Affaticamento degli occhi

☐ Ansia   ☐ ________________

Misure di soccorso

Farmaci	
Acqua	
Dormire	
Esercizio	
Altro	
Altro	

Note: ____

Libro di bordo dell'emicrania

Libro di bordo dell'emicrania

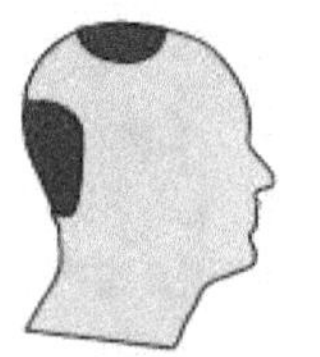 **Collo**
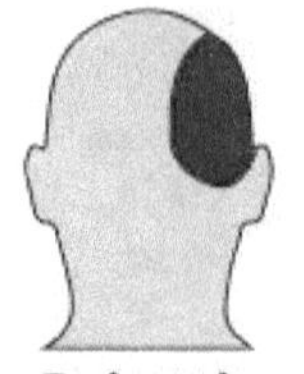 **Emicrania**
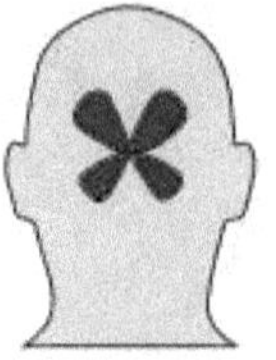 **Sinus**
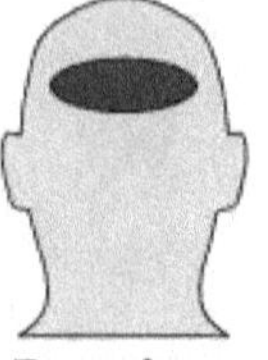 **Tenasione**
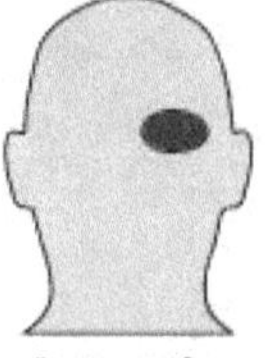 **Grappolo**
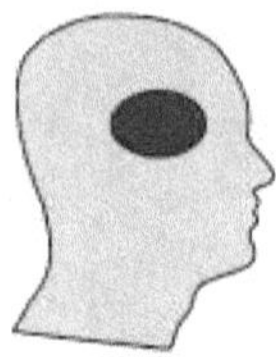 **ATM**

DATA:___________ **TEMPO [ ]:**___________ ___________

☐ ☐ ☐ ☐ ☐ ☐   🌡___________

Gravità del dolore

1	2	3	4	5	6	7	8	9	10

Grilletto

☐ Fame	☐ L'insonnia
☐ Luci luminose	☐ Malattia
☐ Caffè	☐ Stanchezza
☐ Stress al lavoro	☐ Odori/ Profumi
☐ Stress a casa	☐ Movimento
☐ Pasti saltati	☐ Affaticamento degli occhi
☐ Ansia	☐ _____________

Misure di soccorso

Farmaci	
Acqua	
Dormire	
Esercizio	
Altro	
Altro	

Note: _______________________________

Libro di bordo dell'emicrania

Libro di bordo dell'emicrania

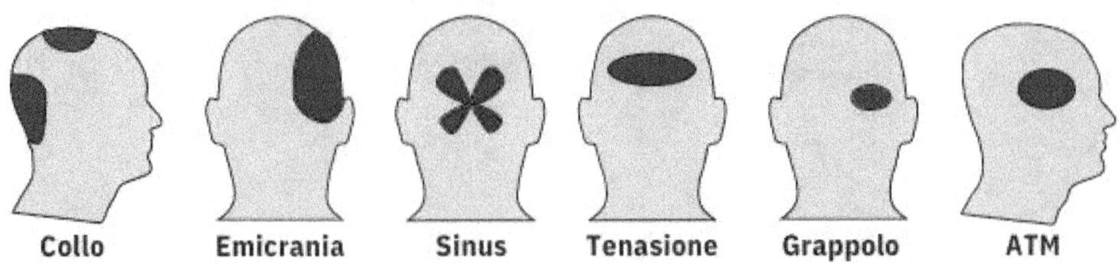

DATA:_______________ **TEMPO [ ]:**___________ ___________

☐ ☐ ☐ ☐ ☐ ☐ 🌡___________

Gravità del dolore

1	2	3	4	5	6	7	8	9	10

Grilletto

☐ Fame	☐ L'insonnia
☐ Luci luminose	☐ Malattia
☐ Caffè	☐ Stanchezza
☐ Stress al lavoro	☐ Odori/ Profumi
☐ Stress a casa	☐ Movimento
☐ Pasti saltati	☐ Affaticamento degli occhi
☐ Ansia	☐ ________________

Misure di soccorso

Farmaci	
Acqua	
Dormire	
Esercizio	
Altro	
Altro	

Note: _______________________

Libro di bordo dell'emicrania

Libro di bordo dell'emicrania

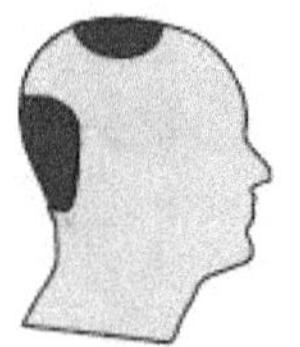 Collo
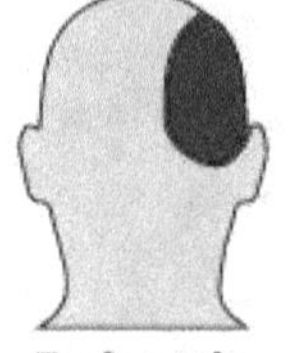 Emicrania
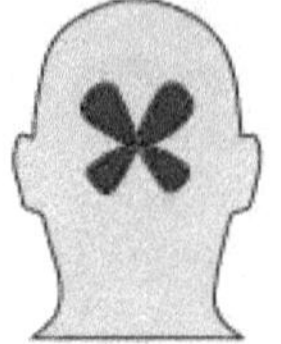 Sinus
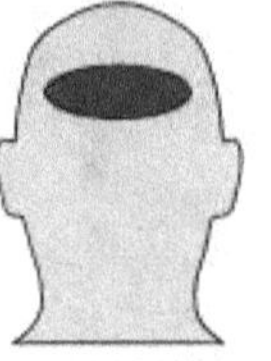 Tenasione
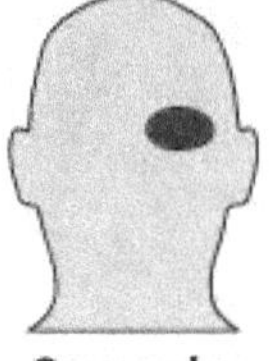 Grappolo
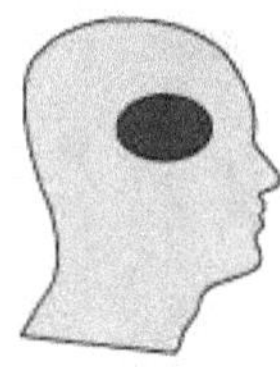 ATM

DATA:______________   TEMPO [ ]:__________   __________

☐ ☐ ☐ ☐ ☐ ☐   🌡______

Gravità del dolore

1	2	3	4	5	6	7	8	9	10

Grilletto

☐ Fame

☐ Luci luminose

☐ Caffè

☐ Stress al lavoro

☐ Stress a casa

☐ Pasti saltati

☐ Ansia

☐ L'insonnia

☐ Malattia

☐ Stanchezza

☐ Odori/ Profumi

☐ Movimento

☐ Affaticamento degli occhi

☐ ______________

Misure di soccorso

Farmaci	
Acqua	
Dormire	
Esercizio	
Altro	
Altro	

Note: ______________

Libro di bordo dell'emicrania

Libro di bordo dell'emicrania

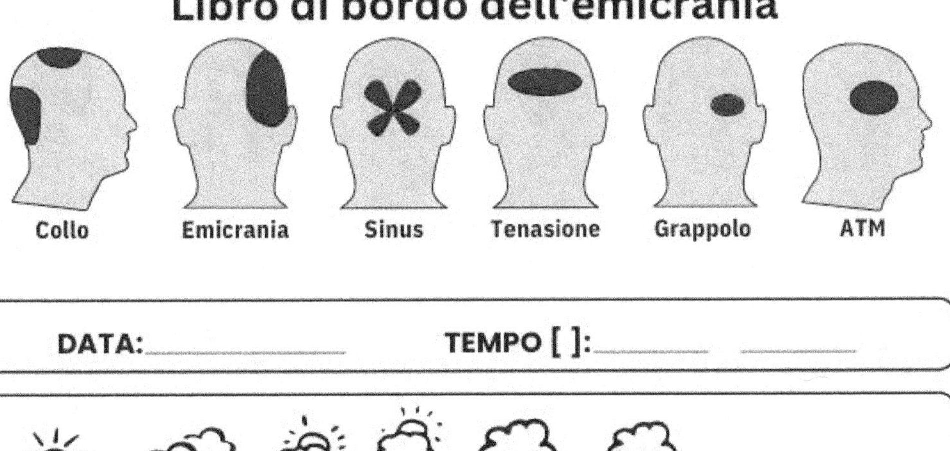

DATA:____________________   TEMPO [ ]:____________   ____________

Gravità del dolore

1	2	3	4	5	6	7	8	9	10

Grilletto

☐ Fame   ☐ L'insonnia

☐ Luci luminose   ☐ Malattia

☐ Caffè   ☐ Stanchezza

☐ Stress al lavoro   ☐ Odori/ Profumi

☐ Stress a casa   ☐ Movimento

☐ Pasti saltati   ☐ Affaticamento degli occhi

☐ Ansia   ☐ ____________

Misure di soccorso

Farmaci	
Acqua	
Dormire	
Esercizio	
Altro	
Altro	

Note: _______________________________

Libro di bordo dell'emicrania

Libro di bordo dell'emicrania

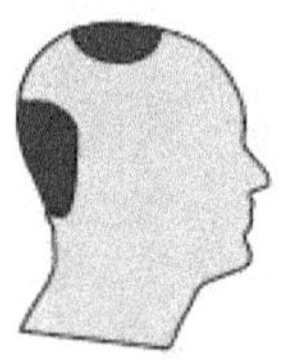
Collo

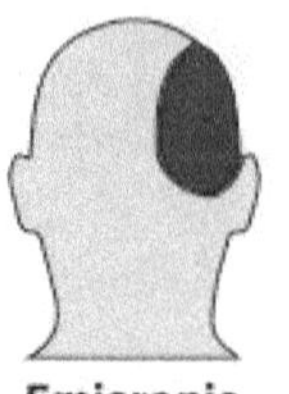
Emicrania

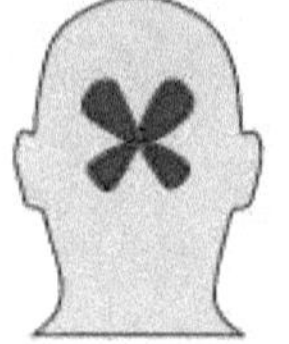
Sinus

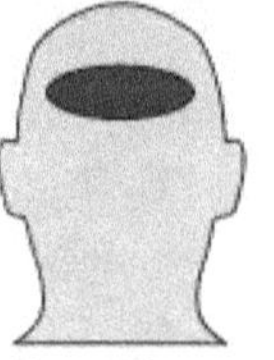
Tenasione

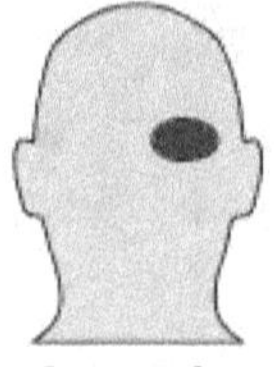
Grappolo

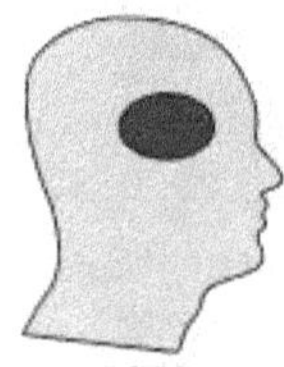
ATM

DATA:_________________   TEMPO [ ]:___________   __________

Gravità del dolore

1	2	3	4	5	6	7	8	9	10

Grilletto

☐ Fame

☐ Luci luminose

☐ Caffè

☐ Stress al lavoro

☐ Stress a casa

☐ Pasti saltati

☐ Ansia

☐ L'insonnia

☐ Malattia

☐ Stanchezza

☐ Odori/ Profumi

☐ Movimento

☐ Affaticamento degli occhi

☐ _______________

Misure di soccorso

Farmaci	
Acqua	
Dormire	
Esercizio	
Altro	
Altro	

Note: _______________________

Libro di bordo dell'emicrania

Libro di bordo dell'emicrania

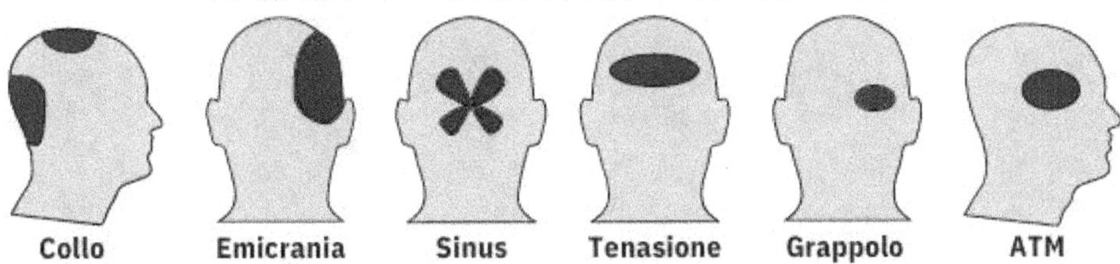

DATA:____________________   TEMPO [ ]:____________   ____________

☐   ☐   ☐   ☐   ☐   ☐

Gravità del dolore

1	2	3	4	5	6	7	8	9	10

Grilletto

☐ Fame   ☐ L'insonnia

☐ Luci luminose   ☐ Malattia

☐ Caffè   ☐ Stanchezza

☐ Stress al lavoro   ☐ Odori/ Profumi

☐ Stress a casa   ☐ Movimento

☐ Pasti saltati   ☐ Affaticamento degli occhi

☐ Ansia   ☐ ____________

Misure di soccorso

Farmaci	
Acqua	
Dormire	
Esercizio	
Altro	
Altro	

Note:____________________

Libro di bordo dell'emicrania

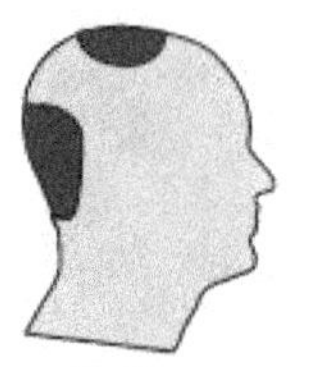
Collo

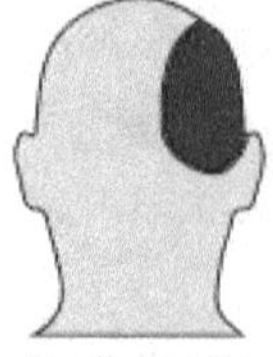
Emicrania

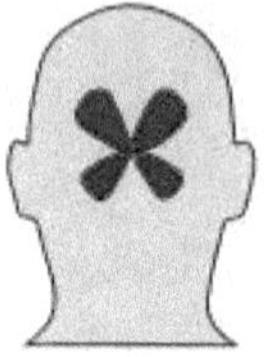
Sinus

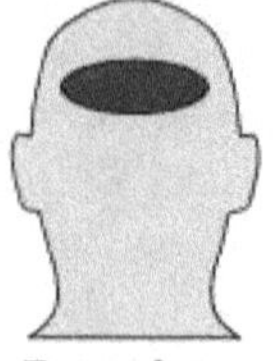
Tenasione

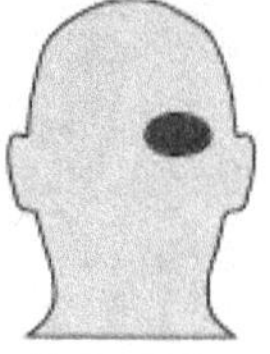
Grappolo

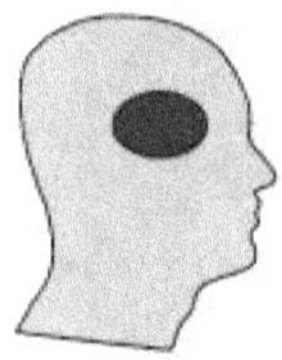
ATM

DATA: _______________   TEMPO [ ]: _______________   _______________

☐   ☐   ☐   ☐   ☐   ☐   🌡 _______________

Gravità del dolore

1	2	3	4	5	6	7	8	9	10

Grilletto

☐ Fame		☐ L'insonnia
☐ Luci luminose		☐ Malattia
☐ Caffè		☐ Stanchezza
☐ Stress al lavoro		☐ Odori/ Profumi
☐ Stress a casa		☐ Movimento
☐ Pasti saltati		☐ Affaticamento degli occhi
☐ Ansia		☐ _______________

Misure di soccorso

Farmaci	
Acqua	
Dormire	
Esercizio	
Altro	
Altro	

Note: _______________

Libro di bordo dell'emicrania

Libro di bordo dell'emicrania

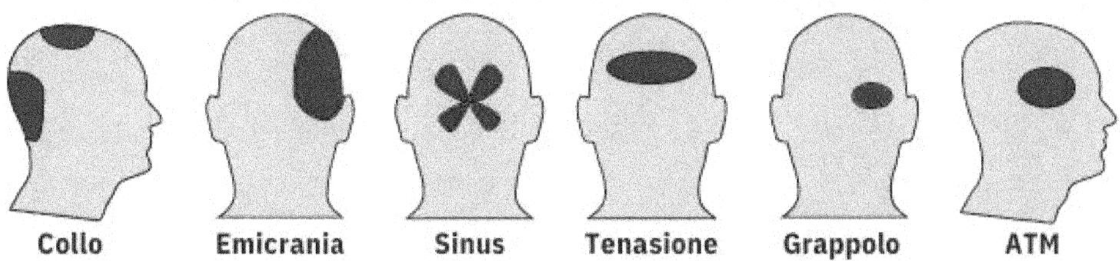

DATA:______________________   **TEMPO [ ]:**___________ ___________

☐ ☐ ☐ ☐ ☐ ☐   🌡 __________

Gravità del dolore

1	2	3	4	5	6	7	8	9	10

Grilletto

☐ Fame		☐ L'insonnia
☐ Luci luminose		☐ Malattia
☐ Caffè		☐ Stanchezza
☐ Stress al lavoro		☐ Odori/ Profumi
☐ Stress a casa		☐ Movimento
☐ Pasti saltati		☐ Affaticamento degli occhi
☐ Ansia		☐ ________________

Misure di soccorso

Farmaci	
Acqua	
Dormire	
Esercizio	
Altro	
Altro	

Note: _______________________________

Libro di bordo dell'emicrania